がん免疫療法とは何か

本庶 佑
Tasuku Honjo

岩波新書
1768

はじめに

私にとって研究の喜びとは、多くの人がただの石ころだと思って見向きもしなかったテーマを拾い上げ、長い時間をかけて磨き、それがダイヤモンドであるのを明らかにすることである。価値がすでに明らかなテーマは、それ以上に価値が上がることはない。どんな価値があるのか、いまだ分からない混沌とした状態の中から拾い上げたテーマにこそ、だれも予想もしなかった輝きを放つ可能性が秘められているのである。

取り組んだ研究テーマが石ころのままで終わるのか、ダイヤモンドに化けるのか、それは運の問題でもある。未知のことに勇気をもって挑戦することのみが未来を開く。振り返ると、私は多くの幸運に恵まれてきた。そこで実感するのは、幸運は日々の小さな積み重ねのなかから生まれる、ということである。努力が報われるとは限らないが、目標に向かって挑み続ける努力なくして幸運は生まれない。地道な努力は、生命医科学の研究者にとって極めて重要な、「ここに何かある」と察知する嗅覚の独創性を養ってくれる。そして、その嗅覚が、時として幸運を呼び寄せることにもつながるのである。

ひとりの研究者として自立していくためには「六つのC」、すなわち、

・好奇心 Curiosity
・挑戦 Challenge
・勇気 Courage
・自信 Confidence
・集中 Concentration
・継続 Continuation

が大切であると私は思っている。

まず、自分の好奇心 Curiosity を大切にすること。次に、その好奇心の対象に対して挑戦 Challenge する勇気 Courage をもつこと。そのとき最も必要なものは、十分な自信 Confidence をもつことである。そして、集中 Concentration して、継続 Continuation していくこと。言うは易く行うは難し。なかなか大変なことではあるが、この「六つのC」を常に心がけ、日々の積み重ねを怠らなければ、必ず道は開けると私は信じている。

誰もが見過ごす岩間から源泉を見つけ、そこから湧き出る細い水の流れを、やがて小川へと、

さらには大河へと育て上げる。それが、研究という営みの醍醐味である。本書では、私の研究者としての歩みも顧みながら、私たちの研究グループが発見したPD-1《ピーディーワン》抗体によるがん免疫療法について紹介したい。さらには、生命現象の不思議、未知の世界に挑むサイエンスの醍醐味、そして「いのち」の思想から日本の医療の未来まで、幅広く論じていきたいと思う。

目次

第1章　免疫の不思議

生命システムの一般則

生命の設計図といわれるDNAは、AGCTの四つの塩基をもちいた三つの並びによって、基本的にはアミノ酸配列を規定し、タンパク質の構造を決めている。ヒトでは、約二万個のタンパク質の情報がDNAの中に暗号として保存されている。

この遺伝情報は、個人の体の中で基本的に変わらず、細胞分裂とともに、その子孫細胞に伝えられる。遺伝情報によってタンパク質の構造が決められ、それがタンパク質の機能を定めているという情報の流れは、セントラルドグマとして知られている。

同じように、DNAは親から子へ、そして子孫へ、遺伝情報が変わらず受け継がれる。ただし、母親の遺伝子と父親の遺伝子が、受精卵の中で混じり合うために、片方の親と同じ遺伝子をもつ子どもということはあり得ないし、兄弟のあいだでも、母方の遺伝子と父方の遺伝子の組合わせが、生殖細胞をつくる過程で少しずつ異なってくるために、兄弟間の遺伝子は違うものとなる。唯一同一の遺伝子をもつ個体は、いわゆる一卵性双生児である。

もし遺伝子が永遠にまったく変化をしなければ、生命の進化はない。最初に誕生した生命は、永遠にそのままである。逆に言うと、遺伝情報は、変異を少しずつ起こしながら変わってきたのであり、ある時には、大規模な変異が短時間に導入されたと考えられる。その変異の結果が、環境によって選択され、生物の進化が起こったというのが、ダーウィン的な考え方である。進化史全体について、ダーウィンの原理の証明は不可能であるが、これまでに観察されてきた様々な現象は、この考え方を支持している。

遺伝情報をもつ最小の生命単位は細胞である。細胞の中には遺伝情報を包み込んだ核があり、またエネルギーをつくりだすためのミトコンドリアや、タンパク質の分泌や分解に関わる小胞体など、様々な小器官が存在する。

生物全体を見渡すと、地球上に存在するすべての生物種が確定されたわけではまだないが、実は、単細胞の生物の数のほうが圧倒的に多いと推測される。多細胞生物は、われわれ哺乳類を含めて、クラゲやイソギンチャクに至るまで、体の大きな生物種を含んでおり、その体内では多種類の細胞が、それぞれの機能をもち、個としてのいのちを支える役割を果たしている。

特に子孫を生み出すという点において、単細胞生物では細胞分裂することにより自己増殖するが、多細胞生物は生殖細胞をつくりだし、いわゆる受精によって子孫を生み出す。受精を行うことによる別の個体間の遺伝子の混じり合いは、生物進化のうえで大きな役割を果たしてきたと考えられる。

多細胞生物体の特徴

多細胞生物においては、多種類の細胞間に高度の制御が行われる必要がある。単細胞生物においても、一定の共通性はあるが、多細胞生物における生物体の特徴としては、複雑性、多様性、不確定性を、私は挙げたい。

複雑性のもつ意味は、生命体の維持に関わるものである。生命体は、環境の変化などに対して適応することが極めて重要である。

「ロバストネス」という、エンジニアリングに由来する言葉がある。これは、少々のことでは機械が壊れずに、その機能を維持できることを意味するらしい。生命体は、非常に大きな環境の変化にも耐えられるような、様々なしくみを内包する自己制御系である。これを維持するためには、その制御系が単純な、一重、二重程度の制御系では、ロバストネスは確保できない。したがって、複雑性、多様性が求められる。

また、制御系が、あまりにも正確無比で融通がきかないと、逆に機械は壊れやすい。ある程度不確定で、ぼんやりとした制御のほうが、少々の環境変化、あるいは異常によって受ける影響を、巧みに和らげることができる。

これを生物種全体として見た時には、もしある生物種の個体がすべて同じ遺伝子型で統一されているとすると、環境の一方への偏りによって、一つの個体の生存が危うくなる時には、種全体が生存の危機にさらされることになってしまう。種として多様な遺伝子型をもつ個体を抱えているほうが、環境の変化の危機に対して、種全体としては生存の機会を確保できることになる。

このような生命の特徴を、最も顕著に見ることのできるしくみが、免疫系である。

免疫のしくみ

免疫細胞は、リンパ球やマクロファージ以外にも、ＮＫ細胞（ナチュラルキラー細胞）や好中球、好塩基球など、血液中を流れる様々な細胞が、それぞれ異なる役割を担い、全体として壮大な防御系を構築している。

免疫のしくみは、大きくは獲得免疫と自然免疫に分かれる。

自然免疫は、すべての生物に存在する。ただし、単細胞生物において、自然免疫がどのように機能するか、そのしくみについては、まだ明らかではない。自然免疫の原理については、過去二〇年くらいのあいだに、急速に理解が進んだ。これは、昆虫での研究が発端となり、その後、ネズミからヒトに至るまで、原理的に共通したしくみをもっていることが、明らかになった。

自然免疫の原理は、細胞の膜上に、異種生物分子群に共通するパターンを認識する受容体が存在することによる。パターンというのは、例えば糖、脂質、タンパク質などの構造のある類似点、例えば受容体はリポポリサッカライド（LPS）の構造を認識して、微生物などの異物の存在を細胞内に報せる信号を送る。その結果、細胞、とりわけマクロファージなどの免疫細胞は、サイトカインを分泌するなどして、活発にその貪食《どんしょく》活性を上げるとともに、次に述べる獲得免疫系にも、異物の侵入を伝達する。

近年、自然免疫系の受容体は細胞の膜上だけでなく、細胞の中にも存在することが知られるようになった。侵入した微生物の核酸（DNAやRNA）に結合して、同様に免疫細胞の活性化を行う。

獲得免疫は感染を記憶できる免疫で、脊椎動物以降に進化した生物にだけ存在する。自然免疫と獲得免疫の大きな違いは、獲得免疫では、リンパ球という特殊な免疫細胞が存在し、それぞれのリンパ球が極めて細かく侵入者の特徴を識別できることである。そのために、リンパ球一個一個は、それぞれ異なる受容体をもち、その受容体の違いによって、ほぼリンパ球の数と同じぐらい異なる種類の異物を識別することが可能となっている。

獲得免疫の原理

獲得免疫が、それほど精緻に侵入者の違いを認識できるのは、なぜだろうか。この疑問は、二〇世紀における生命科学の中心的な謎の一つであった。

獲得免疫の一つの柱は、抗体（抗原と反応する免疫系がつくるタンパク質）の産生である。ワクチンの作用は、ある病原体の抗原（免疫系が反応する病原体の物質）を人に予め投与すると、その人が再び同じ病原体に出合った時に、最初の時よりも強力な免疫反応を呈することができるという、体験的な知恵にもとづいて開発された。ワクチンを投与するとそれに対する抗体がつくられ、動物の血中に存在するということを最初に見つけたのは、エミール・フォン・ベーリングと北里柴三郎であり、それは一九世紀のほぼ末のことであった。

その後、研究者は動物やヒトで、様々な種類の抗原を投与しても、常にその抗原に特異的な抗体がつくられることに驚愕した。なぜなら、われわれの遺伝子の数が限られているなかで、どのようにして、未知の抗原に対して次々と、それぞれに強く結合する、いわゆる特異性の高い抗体がつくられるのかという疑問に答える必要があったからである。

この疑問に対して決定的な回答を与えたのが、一九七七年に利根川進らによって発見された抗体遺伝子の再構成という現象である。これは、体中の他のすべての細胞と異なり、リンパ球では、抗体の遺伝子がリンパ球ごとに、その分化の過程で異なるかたちに再構成されるという、驚くような発見であった。従来、遺伝子は、あたかも神聖で不可侵の設計図のように考えられていたものが、体の中の特定の細胞とはいえ、自由自在に再構成されるということがわかったのである。

さらに、二〇〇〇年に私たちは、ワクチンの抗体記憶を司るのは、AIDという別の遺伝子であることを突き止めた。すなわち、利根川らが見つけた、分化の過程で起こる遺伝子の再構成は、RAG‐1、RAG‐2と呼ばれる遺伝子再編酵素によって行われ、その後、成熟したリンパ球が抗原に出合った時に、再度、体細胞突然変異とクラススイッチという二種類の遺伝子再構成がAIDによって引き起こされることがわかった。

体細胞突然変異は、抗原に対する抗体の認識・結合能力を高めるしくみである。抗体遺伝子の抗原結合部位の遺伝子配列に、ほぼランダムな点突然変異(A、G、C、T塩基の置換)を導入し、それぞれの変異をもつ多数のリンパ球のなかから、抗原への結合能力がさらに高まる抗体を産生するリンパ球を選び出す。

クラススイッチは、抗体の種類(クラス)を切り替えるしくみである。抗体には、抗原認識部位とは別に軸となる部分があり、その種類により働き方が異なる。侵入者を防ぐために粘膜から分泌されるIgAであったり、血中で補体とともに侵入者を捕食する機能をもつIgGであったり、様々な種類の抗体を供給する機能をもつ。こうして遺伝子再構成によって生じたリンパ球のなかから、抗原結合能力の高い抗体を発現したリンパ球が選ばれて、増え、その結果、抗原に対する抗体記憶が体の中に残り、ワクチンが効果を発揮するということがわかった。

体細胞突然変異とクラススイッチという二つのまったく異なる機能を、AIDという一つの分子が担い、まさにAIDによって抗原記憶がリンパ球の遺伝子に刻まれることになる。

このような現象は、リンパ球にしか見られない。そしてこの現象は、個体の中で生物進化の原理であるダーウィン選択が見事に適用されているという、生命科学の本質に迫る現象でもある。このような獲得免疫の進化は、どのようにして起こったのであろうか。

その後の研究により、脊椎動物の一番古い祖先形として考えられている円口類のヤツメウナギやヌタウナギにおいて、既に遺伝子の変異が見られることが明らかになった。マックス・クーパー(二〇一八年日本国際賞受賞者)らの研究によれば、ヤツメウナギにおいて抗体の遺伝子の再構成を担うのは、実はＡＩＤの祖先形である。このような遺伝子再構成は、抗体を産生するＢ細胞（Ｂリンパ球）と、抗体の産生を助けたり感染細胞を直接殺してしまうＴ細胞（Ｔリンパ球）という二種類の細胞において、それぞれ起こることが報告された。

Ｂ細胞の分化の過程で行われる遺伝子の再構成を担うＲＡＧ−1、ＲＡＧ−2は、ちょうど魚類が進化した頃に突如として現れた。その構造や機能から、これはウイルスの感染によって、新たな遺伝子が導入されたのではないかと考えられている。もしそうだとすれば、ある個体の生殖細胞に、突如としてウイルス感染が起こり、その結果、遺伝子が分断され、それが発生過程で再び違う組合わせでつなぎ合わせられるという、まことに不思議な進化の過程が推測される。

残念ながら、進化の実験を追試することはできないが、生命の進化の不思議を、まさに推測させるに十分な知見である。

ＲＡＧ−1、ＲＡＧ−2が登場したことによって、Ｂ細胞およびＴ細胞ともに、発生段階における遺伝子の再構成は、遺伝子の断片をつなぎ合わせるという、組合わせの力による多様化のしくみに置き換えられた。ここにおけるＡＩＤの祖先形の役割はなくなった。しかし、ワクチン作用の根幹である抗原特異的に、さらに点突然変異を導入してファイン・チューニングすることによって凄まじく結合能力を上げた抗体をつくるしくみは、ＡＩＤが今日も担い続けている。

このように、獲得免疫の特徴は、自然免疫の漠とした識別と比べて、針の穴を通すように細かく相手の特徴を識別することにある。これを一般的に、「特異性が高い」という。このような高い特異性をもつものが、極めて多種類、しかも遺伝子変異によってほぼランダムに生じてくるとすると、大変心配なことが生じる。それは、敵をやっつけるものと、自己の組織をやっつけるものとの区別ができるかどうかということである。

自己と非自己をどのようにして見分けるかという免疫系の重大な特性は、長らく研究者の中心的な課題であった。一九五〇年代、フランク・バーネットは、これがクローン(同一の遺伝子をもつ細胞の系統)の選択によって起こるだろうという、とてつもない卓見を仮説として提示した。すなわち、多くの遺伝子変異によって生じた、様々な特異性をもつリンパ球のなかから、自己に反応するものは殺され、反応しないものだけが生き残るであろうと予言したのである。

彼の予言は見事に的中し、実は、Ｔ細胞では胸腺の中で骨髄幹細胞から分化する過程で自己の抗原と反応するＴ細胞は死に絶え、血中に再び出ていくことはないということが明らかになっている。その細かい機構については、まだなお多くの研究が必要である。

B細胞については、T細胞との協調作用によって抗体の産生が行われることから、直接B細胞の選択はなく、T細胞における自己反応性細胞の排除によって、自己・非自己の識別が成り立つと考えられている。

特異性と制御

このように述べてくると、免疫系の特色として、凄まじく高いレベルの特異性をもちつつ、極めて幅広い多様な特異性をもつ、というしくみが浮かび上がってくる。

特異性という言葉は、生物学的な概念であるが、物質的に言うならば、結合によって認識が行われるということである。すなわち、特異性が高いということは、結合能力に厳密性があり、その結合が強いということを意味する。

もし、この特異性があまりにも厳格であるとすると、今度は逆に問題が生じる。免疫系のシステム全体としては、全方向に網を張り、どのような病原体が侵入してきても、これを捕捉することが望ましい。そして、自己には反応しないことが望ましい。これを、認識する受容体の構造だけに頼るとすると、限界がある。

今、T細胞の受容体を例に考えると、遺伝子断片の組合わせからできる多様性がどれだけあるかということについては、すべて推計値であり、実際の数はわからない。しかし、一つひとつの受容体を調べてみると、抗体の例と同じように最もよく結合するターゲットから、少し弱いけれども一定の結合をするターゲットまで、幅広い分布曲線が得られる。すなわち、重要なことは、抗体であれ、T細胞受容体であれ、特異性は高いけれども全か無かではないということである。常に一定の幅をもって異物を識別することができる。

もし、このような抗体の種類、あるいは受容体の種類が、遺伝的に少ない生物や個体では、どのようなことが起きるのであろうか。実験的に、このような試みが行われた。遺伝子配列の操作により、ネズミのある遺伝子を欠落させて、リンパ球の上に表現される――ちなみに一個のリンパ球の上には一個の受容体しか表現されないが――受容体の種類の数が正常のネズミより少ないネズミをつくると、実はほぼ同じような免疫応答をすることがわかった。

このことから想定されるのは、認識・結合がすべてではなく、結合したあと、これをリンパ球の中に伝えて、その信号を制御することによって、認識のレベルを変動させることができるというしくみの存在である。

実際にリンパ球は、抗原に結合するだけでは何もしない。結合したという信号が、細胞の中に伝えられ、その信号が細胞内の多くの分子のリン酸化を誘導し、細胞内の情報伝達系によって遺伝子の発現誘導を引き起こし、そのリンパ球が分裂し、他の免疫細胞を動員してはじめて、免疫反応が成立するのである。したがって、この抗原認識後の相対的反応閾値《いきち》の制御は、免疫応答にとって極めて重要である。

現在、この閾値の制御に関わる分子として、いわゆるアクセルとブレーキの両方が存在することが知られている。ブレーキとしてはCTLA-4とPD-1《ピーディーワン》、アクセルとしてはCD-28とアイコス(ICOS)という分子が存在する。そして、このアクセルとブレーキは、免疫応答の人工的な制御の対象にもなっている。

免疫系のブレーキを解除することによって、今日、新たながん克服への展望を開く、がん免疫療法の開発が進んでいる(第2章参照)。アクセルを操作する試みは長く行われたが、成功をみなかった。今日最も有力な制御は、ブレーキの弱体化によるものである。

免疫の全体統御

免疫系は、リンパ球、マクロファージ、好中球、好塩基球、好酸球など、多彩な細胞種が存在し、なおかつ全身にこれらの細胞種は循環しており、皮膚におけるランゲルハンス細胞や、脳におけるミクログリアなど、それぞれ組織特異的な免疫関与細胞を含め、全身をくまなく監視・制御している。そして、この細胞群は、相互のコミュニケーションのために、神経細胞が細胞間の伝達物質をつかうように、ケモカインやサイトカインという伝達物質をつかう。ケモカインは、細胞の移動の方向性を決めるのにつかわれ、サイトカインは活性化や抑制化のシグナルとして、ある一つの細胞から周辺の細胞への情報伝達につかわれる。

リンパ球が抗原刺激によって増殖する時のスピードは凄まじい。大腸菌は最高で二〇分に一回分裂する。T細胞は八時間で一回分裂するといわれている。ところが、大腸菌は直径一マイクロメートル程度、リンパ球は直径一〇マイクロメートル程度である。すなわち、体積に直すとリンパ球は一千倍である。したがって、大腸菌と同じスピードで分裂するとすれば、リンパ球は三三〇時間ぐらいかかることになる。それを八時間で行うということは、いかにリンパ球が効率よくエネルギーをつくり、タンパク質合成を行い、もちろん核酸合成も行うか、ということを示している。

どのようにして、このようなことが可能なのか。すなわち、三三〇時間を八時間に圧縮するためには、何十倍という効率化が図られなければならない。これは、まだ誰も真剣に考えていない、大きな謎でもある。実は、このような異常ともいえるリンパ球の増殖によって、血液中の代謝産物が一時的にせよ、大きく変動を受けるということも知られている。

ネズミの例としては、PD-1抗体による免疫系のブレーキ阻害によって、リンパ球が急激に増殖する結果、ネズミの行動異常を引き起こすことが知られている。神経伝達物質の前駆体であるトリプトファンやチロシンが免疫系で消費されるため、血中の神経伝達物質量が低下するものと考えられる。同じようなことがヒトでも起こり、近年のがん免疫療法によるPD-1抗体の継続的投与によって、不安を訴える人が一部出るという報告もある。免疫系と代謝を通じた脳統御との直接的な関係を示すものである。

しかし、脳と免疫系の相互作用は、古くからストレスを介したステロイドホルモンによる免疫系の活性低下、あるいは神経終末が腸管に分布していて腸管免疫系とつながることによる、脳・免疫相関としてよく知られている。最近の研究では、アルツハイマー病の発症も、免疫系の不十分な老廃物除去によるものではないかという仮説もある。免疫系の細胞が、脂質を溜め込み、これがアテローム(粥状硬化巣)となり、動脈硬化の引き金になるということも、よく知られている。

免疫系は、全身の制御系を監視しており、相互の制御によって全体の統一に関わる。免疫系の働きが過剰になれば、いわゆる炎症反応として、全身のあらゆる臓器に影響を及ぼす。また、免疫系の働きが弱くなることによって、感染症はもとより、がんの発症や全体の代謝バランスが崩れ、肥満などの症状を引き起こすことも知られている。

最も重要な知見は、免疫系が老化の制御に深く関わっているという考え方である。具体的には、胸腺でT細胞がつくられるが、胸腺は成人では次第に退縮し、四十代になる頃には胸腺における新たなT細胞の産生は、ほとんどない。それにもかかわらず、われわれがリンパ球を一定数保持することができるのは、なぜであろうか。一般的には、いわゆる記憶型のT細胞が長く存在し、自己抗原による弱い刺激の存在下で、ゆっくりと分裂をしてその数を保っていると考えられている。高齢者にワクチンを時々打ち、免疫系を活性化することが、免疫系の老化を防ぐ、一つの有力な手段と考えられるゆえんである。

このような免疫系、とりわけ獲得免疫系は、脊椎動物の誕生とともに生まれた。これは、既に存在した神経、代謝、循環、あらゆる統御系の上に、さらに加えられたものであり、これらのすべてと連携を保ちながら、全体の環境を整え、体内環境を整える重大な役割をもつものである。

第2章　PD-1抗体でがんは治る

1　革新的がん免疫療法の誕生

がんとの闘い

がんは人類にとって最も征服が困難な病気と考えられてきた。一九八一年以降、がんは日本人の死因のトップであり、多くの人にとって、がんにかかって死ぬことだけは避けたいという思いが強く共有される状況になっている。

医学研究においても、がんの治療に関して膨大な研究費が投入され、多くの研究者がこれに携わってきた。例えば、アメリカのニクソン大統領の時代に、二〇世紀後半の国家プロジェクトとしてがん征圧が掲げられた。これは人類を月に送るアポロ計画に続くものであった。

膨大な国家予算が投入され、後年、プロジェクトの成果がレビューされた。その結論はひと言で言うと、がんについての理解は深まったが、がんの治療に関しては見るべきものはなかった、というものである。

事実、がんの新規治療薬としては、近年に白血病に対するイマチニブ(二〇〇一年承認)という新薬が開発されて注目を浴びた以外には、人々に希望を与えられるほどの成果は得られてこなかったのである。

これらの努力は、主として抗がん剤、すなわち化学物質の開発に注がれたものであった。化学物質である抗がん剤の原理は、がん細胞の特定の分子に結合してその機能を抑え、がんの増殖を防ぐというのが一般的なやり方である。効き方には抗がん剤によって差があり、よく効く抗がん剤もある。それによって三カ月、半年、時に一年、腫瘍は縮小する。

ところが、ほぼ例外なく、抗がん剤の治療では、がんの転移と再発が起こってしまう。これが大きな課題として残り、それを説明するものとして、がんの幹細胞があるのではないかといった考えもある。がん幹細胞があるかどうかはいまだ論争が続いているが、私の考えでは、この考え方自体が、化学物質の抗がん剤ではがんを完全には治すことができないということを示しているとみえる。個々の抗がん剤ではあれほど効果があるにもかかわらず、がんを根治できないジレンマから出てきた説明ではないかという気がする。

がん治療の新たな道

がん治療は、化学抗がん剤以外に、外科的な切除、放射線治療があり、これら三大治療法が今日のがん治療法の王道とされている。

一方、これらとはまったく異なる、がんを自分の免疫力で治そうという考え方は、一〇〇年以上前から唱えられてきた。これを最初に唱えたのは、アメリカの医師ウィリアム・コーリーで、実際にバクテリアの毒素の投与でがんが治ると報告した。近代免疫学の始祖とよばれるフランク・バーネットも理論的に可能だと考えていた。その後、多くの人が様々な試みを行い、部分的に成功したような報告例はあったが、究極的には成功してこなかった。

免疫療法の歩みに関しては、節を改めて説明するとして、ここではがん免疫療法の基本的な考え方をまとめておこう。

がんという病気においては、もともとは自分の細胞であったものが、何らかの原因（多くの場合は遺伝子の変異）によって、自分とは異なる細胞になってしまうのだと免疫学者は考えた。がん細胞には、いわゆる「新しい抗原（neoantigen）」というものが発現される。正常の細胞であればすべてが「自己（self）」だが、がんは「非自己（non-self）」になる、という考え方である。したがって、われわれの免疫系は潜在的に、がん細胞を自分の細胞ではないものとして識別可能であり、これをやっつけることができると考えられるわけである。しかし、がん細胞と免疫細胞との力のバランスが崩れて、がん細胞の増殖力が勝った場合には、逆に免疫の力が抑え込まれてしまう。そういう状態になると、がん細胞がどんどん増殖を続けて、大きながん腫ができる、という考え方である。

この考え方の背景にあるのは、免疫学的な言葉でいうと「免疫ががんを監視している(immune surveillance)」という見方である。それから、がんの力が勝って免疫系が無力化される状態を「免疫寛容に陥る」という。ただし、このようなことが実際に起こっているのかどうかは、永らくわからなかった。

〝ブレーキ〟をはずして活性化させる

従来のがん免疫療法の多くは、がんによって免疫系が抑え込まれているのを、もう一度元気にするために、自動車でいうところの〝アクセル〟をより踏み込む、という努力をしてきた。ところが、どうも免疫系の〝アクセル〟のほうに問題があるのではなく、〝ブレーキ〟が目いっぱいに踏み込まれている状態が免疫寛容であって、その〝ブレーキ〟をはずすことが重要であるということに気づいたのである。それが、PD-1抗体治療の発見である。

そもそも免疫系を活性化するには、アクセルを踏む方法と、ブレーキをゆるくする、あるいはブレーキを壊す方法の二つがあることは、当然考えられてきたことである。しかし、免疫系のブレーキ役の理解と発見は比較的遅かった。一九八七年に新たな分子としてCTLA-4が

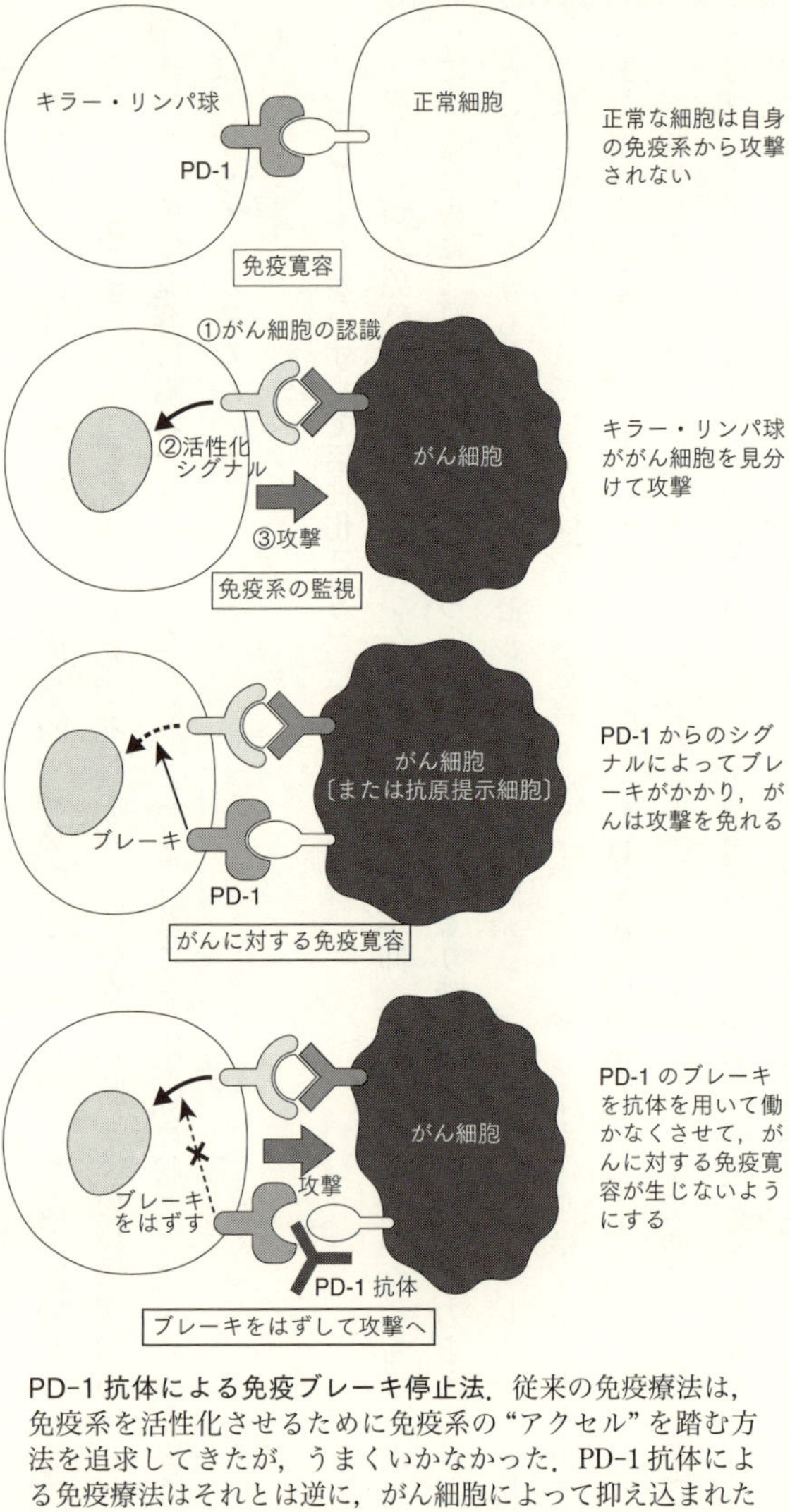

PD−1 抗体による免疫ブレーキ停止法. 従来の免疫療法は，免疫系を活性化させるために免疫系の“アクセル”を踏む方法を追求してきたが，うまくいかなかった．PD−1 抗体による免疫療法はそれとは逆に，がん細胞によって抑え込まれた免疫系の“ブレーキ”を壊すことで，免疫系を活性化させる．

見出され、そして私たちが一九九二年にPD-1を発見した。一九九五年には、その構造からPD-1が免疫系のブレーキ役である可能性が示唆された。その後、私たちはPD-1が確かに免疫系のブレーキ役であることを、遺伝子ノックアウト実験を用いて証明した。免疫系のブレーキを壊してやると、免疫系は元気になってがん細胞を攻撃するのである。

変化するがんをどこまでも追いかける

がん細胞は、正常細胞の一〇〇倍から一千倍の頻度で、遺伝子に変異を蓄積していく。そのため、がん細胞が発現する非自己の抗原は一種類ではなく、変化していく。したがって、一種類の「新しい抗原」をめがけた免疫療法では、化学療法と同じような結果となり、さらに新たな「新しい抗原」をもったがん細胞が生まれてきた場合には、無力になってしまう。

これに対して、実はブレーキ役を破壊することによって、すべての免疫系のリンパ球、特にキラー・リンパ球(がん細胞を破壊できる能力をもつ。細胞傷害性T細胞)を動員することができる。

ここで大切なことは、リンパ球の認識分子であるT細胞受容体は、ほぼ無限に近い多様性をもっているということである。これは、リンパ球が自身のT細胞受容体遺伝子の再編を積極的

日本国内の PD-1／PD-L1 抗体の承認状況．(2019 年 1 月現在)

ニボルマブ	
悪性黒色腫，非小細胞肺がん，腎がん，ホジキンリンパ腫，頭頸部がん，胃がん，悪性胸膜中皮腫	
ペムブロリズマブ	
悪性黒色腫，非小細胞肺がん，ホジキンリンパ腫，尿路上皮がん，高頻度マイクロサテライト不安定性(MSI-High)を有する固形がん	
アベルマブ(PD-L1 抗体)	
メルケル細胞がん	
アテゾリズマブ(PD-L1 抗体)	
非小細胞肺がん	
デュルバルマブ(PD-L1 抗体)	
非小細胞肺がん	

に行うことによって可能になっている。こうして生まれる認識の多様性が、免疫の大きな特色である。

このことによって、がん細胞がどれだけ変わっても、免疫細胞はその変わったものも含めて、がん細胞の変異をどこまでも追及していくことができる。

従来のがん免疫療法であるがんワクチンは、一定の抗原をめがけて免疫系を強化するという方式であった。そうではなく、PD−1抗体による免疫ブレーキ停止法で、がん細胞の変化をどこまでも追いかけてやっつける力を得ることが可能になったのである。

この結果は臨床応用に移され、現在、日本国内では表のように、各種のがんを対象に保険医薬として承認されている。世界では現在、一千以上の治験が進行しつつあり(Tang J. *et al., Ann Oncol.* 2018 Jan 1; 29(1): 84–91)、この治療法がほぼすべてのがんに適応される日がやがて来ると私は思っている。

従来の治療法との三つの大きな違い

免疫療法と従来の治療法との大きな違いをまとめると、第一の違いは、PD–1抗体は、特定のがんだけに効くのではなく、すべてのがんに効くであろうということである。多少の有効性の違いはあったとしても、原理的にすべてのがんに効くであろう。

第二の違いとして、後に示す具体例でも明らかなように、いったん効きだした症例については、数年にわたって治療効果が持続し、薬の投与は三カ月ないし半年で中止したとしても、効果が長期にわたって持続することである。

第三の違いは、従来の抗がん剤に比べて副作用が格段に少ないことである。ただし、副作用は皆無ではなく、免疫系が亢進することによる自己免疫病の発症が様々な臓器で想定されるので、これに対する十分な追跡が必要である。

PD-1 抗体の治療成績．『ニューイングランド医学雑誌』に報告されたデータ．（S. L. Topalian *et al.*: *N. Engl. J. Med.*, 366, 2443–2454 (2012), Table 2 をもとに作成）

	奏効した患者/全患者	奏効率	奏効した患者のうち1年以上の奏効期間のあった例	進行せずに24週を生存した割合
悪性黒色腫	26 人/94 人	28%	2年以上2人，1年以上2年未満11人	41%
非小細胞肺がん	14 人/76 人	18%	2年以上1人，1年以上2年未満1人(記録された18例中)	26%
腎がん	9 人/33 人	27%	1年以上2年未満5人	56%

驚くべき治療成績

ＰＤ‐１抗体の臨床研究は、二〇〇六年からアメリカで、また二〇〇九年から日本で開始され、最初に安全性試験のために、様々ながん腫の患者さんが治験に参加された。その当時では、免疫療法が効くと考える医師は少なかったので、この治験に参加を勧められた患者さんは、末期がんの余命幾ばくかという方たちであった。ところが驚いたことに、肺がん、悪性黒色腫（メラノーマ）、腎がんの患者さんについて、一八％ないし二八％の人に効果がみられた。しかも、一年以上にわたってがん腫が小さくなるか、あるいは大きくならずに生き続けることができた方も多くいた。

このような驚くべき治療成績をみて、世界中の製薬企業がＰＤ‐１抗体に興味を示し、現在、臨床研究や治験を開始している。京都大学においても、産科婦人科学教

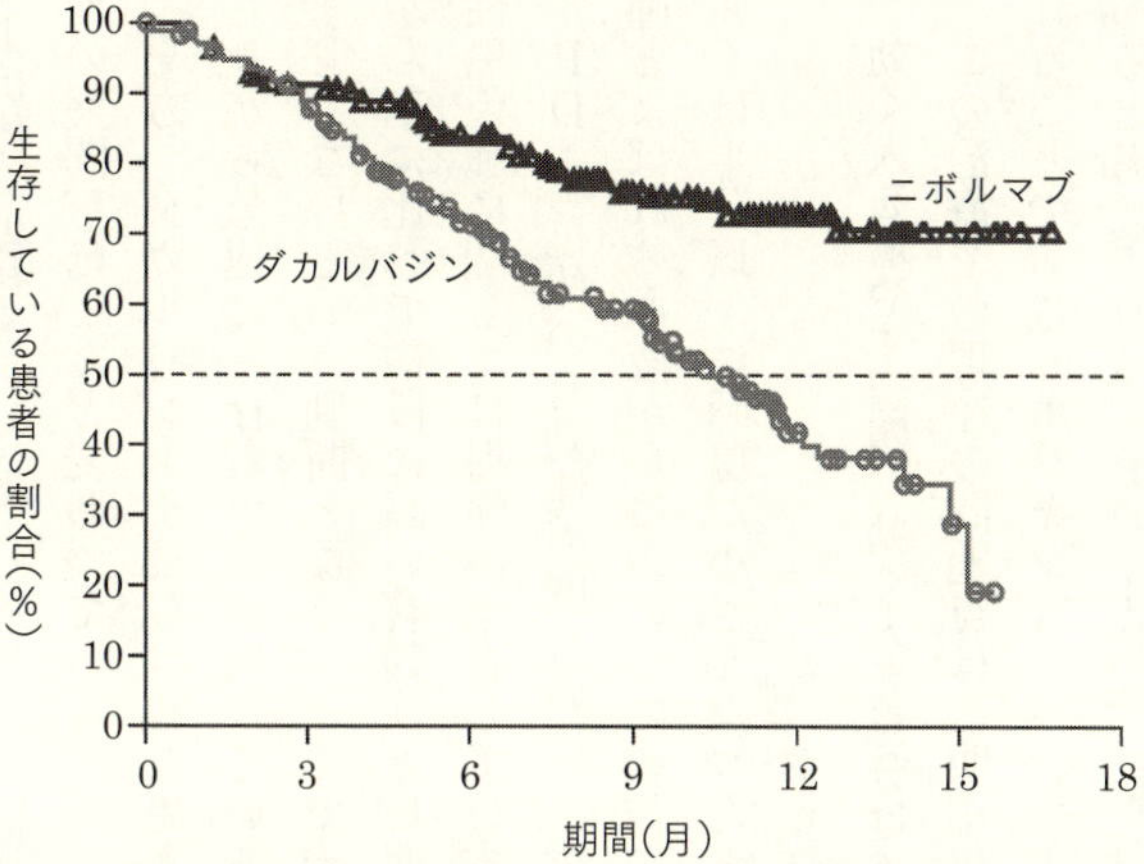

悪性黒色腫の治験結果．C. Robert *et al.*: *N. Engl. J. Med.*, 372, 320–330 (2015), Fig. 1A をもとに作成．(2014 年 11 月 16 日に NEJM.org で公表)

室との共同研究で、末期卵巣がんに対する治験を行い、やはり二〇%程度の長い生存結果を得た。余命数カ月といわれた患者さんがすっかり元気になって、最近ではゴルフをしておられるという例もある。

高い有効性と長期の効果

アメリカの治験では、他の治療を受けたことがない悪性黒色腫の患者さんを約四〇〇名集め、その半分をPD-1抗体治療に、もう半分を従来最も効果があるとされたダカルバジンという化学抗がん剤の治療にあてた。いわゆる二重盲検試験で、医師も患者さんも何を投与されているかを知らされていない。その結果が、二〇一四年に報告されたが、一七カ月たった後、PD

−1抗体を投与された患者さんは七〇%強の方が存命であった。この数字は、その前の半年程度の期間、ほとんど変わっていない。

一方、ダカルバジンを投与された患者さんの一五カ月目の生存率は約二〇%であり、このあたりから急速に生存者の数が減っている。これ以上、二重盲検試験を続けることは倫理的に望ましくないという判断となり、ここで治験は中止された。しかし結論は明瞭であり、従来の抗がん剤に比べて格段に高い有効性と長期の効果が認められたという結論が得られた。現在、悪性黒色腫に関しては保険医薬として日本でも使用可能になっている。

PD−1抗体の有効性の度合いは、がん腫によって違いがあるようである。ホジキンリンパ腫とよばれる血液がんについての報告では、二三例中二三全例が、少なくとも二〇%の縮小、多くは半分以下に腫瘍が小さくなったという結果が報告されており、ほぼ全員に効いている。

効く人を増やす課題、効く人を見分ける課題

この治療での現在の問題点は、明確に奏効する患者集団と、ほとんど効かない集団とに分かれることである。ホジキンリンパ腫のようにほぼ全例に効くのは、おそらく限られたがん腫であると考えられる。PD−1抗体の投与がほとんど効かない患者さんが、それぞれのがん腫に

ついて見出されるという状況が続いている。

したがって、現在、この治療薬の次の開発課題は、効かない患者さんに対してどうすれば効くようにすることができるかにある。他の治療との組合わせが様々な企業によって試みられている。また、もうひとつの課題は、治療を始める前に効く人と効かない人とを見分けられる、何らかの指標を見つけることである。もしそのような指標があれば、患者・医師・保険者にとって大きな助けとなる。この二つが現在の大きな開発課題である。

拡大するマーケット

現在、ＰＤ–１の抗腫瘍効果が従来のがん治療の常識を破るという認識に立ち、世界中の大手製薬企業のほとんどが研究開発に参入している。

最初の特許は、小野薬品工業と私によって、二〇〇二年に出願された。現在、この特許は世界中で成立している。しかし、アメリカの製薬会社メルク社はすでに、自社の抗ＰＤ–１抗体の市販に乗り出しており、小野薬品工業との共同研究開発を行ったブリストル・マイヤーズスクイブ社との間で、激しい法廷闘争も起こっている。その他、ロシュ社、アストラゼネカ社、ファイザー社などの大手企業も参入しており、ＰＤ–１抗体はおそらく一〇年以内にがん治療の第一選択肢になると予想され、そのマーケットも年間数兆円規模のものになると、多くの人が予測している。

2 免疫学の発展とがん免疫療法のたどった道

免疫療法の歩み

さきに述べたように、がん免疫療法の端緒は、一八九〇年代のウィリアム・コーリーの臨床経験にさかのぼる。コーリーはバクテリアの毒素によってがんが治るという経験を得ていた。しかし、それは副作用も強く、またエビデンスが十分ではないとされた。

再び免疫療法が登場するのは、二〇世紀の半ばにフランク・バーネットが、自己(self)・非自己(non-self)の考えを生み出したことによる。このなかから、腫瘍が非自己の抗原を出すのではないかという考えが生まれてきた。そして、バーネットは理論的に、免疫監視(免疫系による非自己=がんの排除)という考え方を提唱したのである。

ところがその後の歩みは、一筋縄ではいかなかった。免疫によるがん制御が可能であろうという状況証拠はあった。またこの間、免疫学の発展にともなって、様々な分子が発見されてもきていた。しかし、がん治療への応用に様々な努力がなされたにもかかわらず、すべてうまくいかず、二〇〇〇年代はじめには、がん免疫療法は臨床専門家から疑いの目を向けられる状態になった。いまから思えば、免疫系の「アクセル」を踏み込むことばかり考えていたということであろう。

免疫ががんに関わる状況証拠

免疫系のはたらき次第で、がんが増えたり減ったりするという状況証拠は数多くあった。例えば、免疫不全マウスに発がん剤を投与すると、がん発症率が高くなる。また、臓器移植のために免疫抑制剤治療を受けた人では、長期的にみると、がんの発症率が高くなるという統計が報告されている。

逆に、治療効果を発揮する例もある。白血病に対する骨髄移植では、ドナー(提供側)のリンパ球によって白血病細胞が攻撃されて治癒が期待できることが知られている。また、骨髄移植によって非常に強い免疫反応が一時的に起こり、その他のがんが治るという臨床例も散見される。

これらのことから、免疫監視が実際にあって、免疫力が弱くなるとがんが出てくるという考えは、多くの人がもっていた。

免疫寛容の概念の誕生

免疫系の最も重要なはたらきは、外敵を認識して攻撃することである。裏を返せば、自分を攻撃しないということである。いかにたくさんの外敵を強力に殺せるとしても、自分も殺してしまうのでは意味がない。免疫寛容とは、この「自分を攻撃しない」しくみのことである。

免疫寛容という概念は、バーネットとピーター・メダワーによって一九四〇〜五〇年代に提唱された、免疫の自己・非自己の区別における基本的概念である。彼らはこれを、自己を認識して攻撃するようなリンパ球は選択的に抹消されるという考え(クローン選択説。ここでのクローンとは細胞の系統のこと)で説明した。この魅力的な説のポイントは、ダーウィン的な選択を生体の中で再現するという点にある。これはすばらしい偉大な着想であって、この考えによって免疫学は非常に発展し、それが基本的に正しいことはその後の研究で裏付けられた。

このように免疫寛容は、自分に対しては攻撃しないという概念として打ち立てられた。一方で、がんに対する免疫監視という考えは、もともとは自己だったものが、少なくとも一部は非自己のものを発現するようになったものに対して、きちんとチェックするということである。

免疫学の発展に並行して

一九七〇年代後半からは免疫学が非常に発展した時期であった。そのなかで、がんに対する治療応用も考えられ、非常に活発に研究が行われた。例えば、サイトカイン(免疫細胞から分泌されるタンパク質)を用いて免疫系を活性化させる、という方法も検討された。サイトカインは一九八〇年代に次々と発見されていった。発見順に、インターロイキン(IL)の何番と名づけられており、私もIL-4とIL-5を発見し、岸本忠三先生はIL-6を発見した。今日では三〇以上の分子が知られている。

免疫の全体像が非常に漠としたものから分子レベルでの理解へと進むなかで、がん免疫療法はその知識をつかって、なんとかがんへの免疫監視を活性化させようと、その歴史が展開されてきたわけである。そのようにして発見されたIL-2、ガンマ・インターフェロン(γ-IFN)を、直接患者に投与することが試みられた。しかし、副作用が強すぎて、すぐに下火になった。

そうしたなか、アメリカ国立がん研究センター(NCI)のスティーブン・ローゼンバーグは、がん患者からリンパ球を取り出してIL-2で刺激して戻すという、いわゆるLAK(Lymphokine Activated Killer)療法を編み出した。これは、免疫細胞を体外に取り出して増幅・活性化させて体内に戻すという、いわゆる養子免疫療法の一つである。同様の考え方で、樹状細胞(抗原をリンパ球に示したり、サイトカインを分泌する)にがん抗原を認識させて、リンパ球を活性化させて戻す、という方法も考えられた。この治療法は、樹状細胞の発見者ラルフ・スタインマンも自身のがん闘病に用いたそうである。しかしながら、体外での活性化にサイトカインや免疫細胞を用いる養子免疫療法はいずれも、ものにはならなかった。

「新しい抗原」とワクチン

一九八〇年代後半から九〇年代にかけて、T・ブーンをはじめとする人たちが、がんには非自己となる特異的な「新しい抗原(neoantigen)」があるだろうと考えた。それまでは免疫寛容であったものが、がんに特異的な「新しい抗原」を発現するものに対しては寛容ではなくなり、きちんと監視するだろう。監視と寛容との間での変換が、がんに対してはあり得るというわけだ。そして実際にブーンらは、「新しい抗原」を単離してそれを証明した。しかし、治療にそれをそのまま使ったのではうまくいかなかった。

がんに特異的な抗原をワクチンとして用いて免疫系を活性化させようというのが、がんワクチン療法である。これには巨額の研究費がつき、起業化の話題が注目を集めたが、臨床現場で効くという実感がなかったことは、『科学』(岩波書店、二〇一六年四月号)の北野滋久氏のコラムでも述べられていたとおりである。時に一例か二例、よく効いたという話が出てくるが、がんはある確率で自然治癒することもある。ワクチンを打ったから効いたのかどうかの因果関係がはっきりしないのである。

否定的な見方が定着していた二〇〇〇年代初頭

これらの試みはすべて、免疫反応を活性化させてがんをやっつけるというのが、その根底にある思想であった。活性化に、免疫細胞やワクチン(がん特異的ペプチド)のどれを用いるか、体外での系か体内での系かなど、それらの組合わせによって様々な方法が考えられたが、根本的な発想は同じものであった。

多くのがん免疫療法が治験まで試みられた。しかし結果として、例えばアメリカで食品医薬品局(FDA)の承認を得て治療法が承認されることはかなわず、一般の臨床家がつかってみる段階には至らなかった。例えば、γ-IFNが見つかった時には、「これでがんが治る」といわれるなど、免疫療法に対する期待はその時々にかなりあった。しかし、そのたびに裏切られたかたちとなり、ある意味で不幸な体験であった。

したがって、実は二〇〇〇年代に入った頃は、がんの専門臨床家にとって、がん免疫療法はもはやあきあきしたという状況であった。何十年と免疫学者は、これは効くあれは効くと手を替え品を替え治療のツールを臨床の場に持ち込んできたけれども、理屈はもっともらしくても、実際にやってみるとどれもこれもダメだった、という見方が定着していたということである。そのため、二〇〇〇年代のはじめに、私たちがPD-1をつかって臨床の初期試験に取り組みたいと思っても、実際に乗り出そうという大手製薬企業は出てこなかった。それは、がん免疫療法にはこれまでさんざんな目に遭ってきたからやめておけ、という見方が定着していたからである。

T細胞の役割の探究

再び歴史をさかのぼって、免疫のしくみからみておこう。

かつてのコーリーの時代には、T細胞もB細胞もわかっていなかった。同時代の一九世紀末は、北里柴三郎とエミール・フォン・ベーリングが血中に病原体を無害化する成分(今日でいう抗体)がつくられることを報告していた頃である。T細胞とは胸腺由来のリンパ球のことで、

B細胞は抗体をつくる細胞(抗体産生細胞)である。この二種類がはっきりしたのは、一九六〇年代になってからのことである。

B細胞の「B」は、トリにあるファブリキウス嚢(Bursa of Fabricius)のBから来ている。ファブリキウス嚢ではじめて、リンパ球が抗体産生することが見出された。T細胞の「T」は胸腺(thymus)に由来する。胸腺を取ると、免疫反応が阻害されて、その反応に特異的なリンパ球がみられなくなることがわかった。後に、それぞれの細胞に特異的なタンパク質がみつかり、その発現を指標にすることでT細胞とB細胞の区別がはっきりした。

免疫の反応制御についても次第に理解が進む。抗体をつくるB細胞に対して、T細胞は何をしているのか。T細胞には、免疫制御に関わるヘルパー細胞と、非自己細胞を殺すキラー細胞があることがわかってきた。ヘルパー細胞は細胞表面にCD4分子を、キラー細胞は細胞表面にCD8分子をもつことがそれぞれ明らかになり、CD8分子をもつ細胞(CD8細胞)ががん細胞を殺すキラー細胞であるとだんだんわかってきた。

反応を抑制するT細胞

免疫寛容を制御するものは何か。最初の概念はクローンの選択であったが、寛容とは選択だけでなく、免疫の抑制であるという概念が出てきた。そのしくみとして、認識するけれども反応を抑え込むというしくみもあるのではないかというわけである。

この概念は一九七〇年代にリチャード・ガーションが最初に提唱し、その後、多田富雄先生もモデルを立てた。多田先生のモデルはCD8細胞が免疫を抑制するという考え方で、それを可能にする特定の遺伝子座も仮定するというものであったが、それは完全に間違っていた。そのため、一時的にサプレッサー(免疫抑制)T細胞説はしばらく学界から消えたのだが、今日では、Tregという名前の細胞がその役割を果たしていると多くの人が考えている。

Tregは、非常に古くは一九六九年、西塚泰章先生と坂倉照好両先生(愛知県がんセンター)による、生後三日の若年ネズミの胸腺を取ると、自己免疫性の症状が起こるという発見にさかのぼる。そこから、西塚先生らはサプレッサーT細胞が胸腺でつくられなくなるために、自己免疫病が生じるというモデルをつくった。その後、ヒトで見つかった*Foxp3*という遺伝子を発現する細胞が、免疫反応の抑制に関わることがわかった。現在、*Foxp3*陽性でCD4陽性の制御T細胞が、免疫反応を抑制するという考えが出されている。

ただし、*Foxp3*陽性のT細胞がどのようにして免疫反応を抑制するのかというメカニズムについては、まだ明らかになっていない。*Foxp3*は転写因子であり、様々な遺伝子の発現を制御する分子である。つまり、現場ではたらく分子ではなく、細胞核の中で遺伝子を制御する分子である。$Foxp3$が重要であるのは間違いないが、それがどのようにして抑制を指揮しているかには明確につながっていない。

実は、$Foxp3$陽性のT細胞には、CTLA-4分子、さらにPD-1分子も出ていることがわかっている。その分子レベルのメカニズムは、まだ明確なコンセンサスが得られる状況にはなっていない。実際問題として、Tregをつかったがん治療の試みもたくさんあるのだが、ほとんど成功していない。

キラー細胞の〝ブレーキ〟への着目

一方、CD8分子をもつキラー細胞の活性化はどうやって起こるのか。従来は活性化の制御、つまり抗原を入れて抗原を認識させ、リンパ球を増やして免疫応答を強くする、という方向の研究が主流であった。免疫系のなかに、ポジティブとネガティブの二つの制御機構があるとわかりだしたのは、一九九〇年代の半ばである。その最初がCTLA-4分子で、T細胞においては、T細胞受容体とCD28というポジティブな調節分子による活性化と、それを効き過ぎないようにするブレーキ役としてのCTLA-4があるという、一つのモデル系ができた。

免疫学者はがんの免疫監視はあると考えてきたが、治療につなげるところでは頓挫してきた。ありとあらゆる免疫学的知識を駆使しながら一生懸命やったけれども、うまくいかなかった。振り返ってみると、その理由は、免疫系の活性化の制御として、アクセルだけでなくブレーキもあることに気づいていなかったからであろう。

そこに理解が及ぶのは後のことであって、CTLA-4分子が発見されたのは一九八七年、その機能がわかったのは一九九五年である。遺伝子ノックアウト(特定遺伝子がはたらかない個体をつくりだす方法)によって、CTLA-4遺伝子のはたらきを失わせたマウスをつくったところ、重篤な自己免疫病により生後五週間でマウスは皆死んでしまった。その後、ジム・アリソンがCTLA-4をブロックすると、がんが抑えられるという最初の報告をしたわけである。

PD-1は、一九九二年に私たちが偶然の機会に見つけた。その遺伝子ノックアウトをしてみて、研究室レベルで負の制御因子だと確信したのは一九九六年である。アリソンの論文が出たのとほぼ同じ頃である。私たちはがんのことは当然考えていた。アリソンの論文は、確かに効いているという論文であったが、その前年の遺伝子ノックアウトの報告では、マウスが全部死んでいた。これでは、副作用が強すぎて薬にはならないだろうと感じた。一方、PD-1の遺伝子ノックアウトは、よりマイルドな症状だったのである(PD–1については次節に詳しく述べる)。

3　PD–1抗体治療の研究・開発の歴史

偶然に始まる発見

PD–1は、私たちが胸腺での自己反応性リンパ球の選択的細胞死の問題を解決しようとするなかで、一九九二年、まったく偶然に見つかった。当時大学院生であった石田靖雅君(現・奈良先端科学技術大学院大学)がPD–1の配列(cDNA)を見出した。その配列から分子の構造が、細胞膜に埋め込まれた受容体であることはすぐにわかった。さらに膜の内側には、細胞内への情報伝達に必要だと考えられる二つのチロシン残基が保存されていた。こうして、PD–1が膜受容体で、リンパ球の情報伝達に関わっているらしいという推測はできたが、具体的に何をしているかについてはわからなかった。

そこで、その正体を明らかにしたいと考えたわけである。調べてみると、この分子は構造に特色がある他に、その発現が非常に限られていることがわかった。活性化されたB細胞とT細胞に発現されており、その他の細胞ではほとんど発現されていなかったのである。そこで、免疫系のなかで、なにか特別な役割を果たしているのではないかと推測したわけである。

ヒトの自己免疫病との類似

当時、遺伝子ノックアウトという方法がようやく開発されていた。私たちもそれまでに一つの遺伝子ノックアウトマウスを作製したところであり、PD-1遺伝子ノックアウトマウスの作製にとりかかった。それに取り組んだのは西村泰行君(現・滋賀県立成人病センター研究所)という大学院生で皮膚科の医師だったが、彼は大変苦労した。実はネズミのノックアウト自体は一年くらいで非常にスムーズにできたのだが、症状が何も出てこなかったのである。免疫の専門家である湊長博教授(京都大学)に相談したところ、ネズミを純系マウスにしないと免疫系のいろいろな制御は見えてこないと指摘を受けた。そこで純系マウスでPD-1ノックアウトをつくりだすのに、一〇代くらいの戻し交配をしなければならず、それに二年くらいを費やした。

ようやく、どうもこれは免疫反応が亢進しているらしい、ということがつかめてきたのが一九九六年の中頃である。詳しく調べていった結果、最初の論文を一九九八年に、続いて一九九九九年にも発表した。重要な点は、ノックアウトマウスの系統によって異なる症状が現れたことである。例えば、黒ネズミでは自己免疫性の腎炎や関節炎が生じ、白ネズミでは自己免疫性の拡張型心筋症が起きる。また、もともと特定の自己免疫性の症状の出るネズミでは、PD–1を欠失するとその症状が著しくひどくなることもわかった。黒ネズミの腎炎や関節炎は、生後三カ月〜半年ほどしてから発症しはじめ、ネズミは一年くらいから次第に死んでいった。これは、自己免疫病としては比較的緩慢な発症で、ヒトの自己免疫病に近い病態だと私たちは考えた。

ブレーキは細胞内へどう伝わるか

ＰＤ–１の構造を見た時から、よく保存された二つのチロシンが機能に関わっているであろうと私たちは推測した。このようなチロシンを取り囲むアミノ酸配列の構造は、一九九五年に活性化シグナルを起こすものとして、ＩＴＡＭ（免疫受容体活性化チロシンモチーフ）とよばれる構造上の特徴として発見されていた。ＰＤ–１はそれらとは少し違っていると思っていたところ、続いて、ＩＴＩＭ（免疫受容体抑制性チロシンモチーフ）とよばれる、抑制シグナルを出すチロシンとその周辺のアミノ酸構造の報告があった。

私たちはチロシン残基の変異体をもつPD-1をつくって、B細胞に発現させ、そのシグナルの伝わり方としくみを調べてみた。二つあるチロシンのうち、下流のチロシンが最も重要であり、シグナルが入ると、このチロシンがリン酸化を受け、脱リン酸化酵素(SHP-2)がそこに結合する。こうして、リンパ球活性化シグナルによって生じていたリン酸化分子を脱リン酸化することにより、活性化シグナルの量的変動が起きていることを発見した。これは、二〇〇一年、岡崎拓君(現・徳島大学)の非常にエレガントな実験で明らかになったものである。

このことによって、PD-1がブレーキ役であることが分子レベルでも確実に証明され、その後の研究を確信をもって進めることのできる基礎となった。

結合相手の分子は様々な細胞で発現されている

PD-1は細胞表面にある受容体の構造をしていることから、必ずこれに結合するリガンド(結合分子)が存在するはずである。そのリガンドを見つけようという研究を始めた。

しかし、リガンド探しをいろいろ試みたものの、そう簡単にはいかなかった。そこで、当時、微量タンパク質の結合を電気的に測定できるビアコア(Biacore)という装置が開発されていたが、それをもっているアメリカのベンチャー研究所、ジェネティック・インスティテュート

（ＧＩ）のスティーブ・クラークと話をした。彼が共同研究をしてもいいということだったので、私たちは正式に共同研究の提案をして、開発に必要な試薬や細胞を送ることにした。一九九八年のことである。

もちろん、当時はまだ、ＰＤ-１が何をしているかという論文は発表していなかったので、彼らはＰＤ-１についてはまったくと言っていいほど知らなかった。しかし、ラッキーなことに、ＧＩと別な共同研究をしていたハーバード大学（ダナ・ファーバーがん研究所）のゴードン・フリーマン博士が、Ｂ７ファミリーという一連のタンパク質のｃＤＮＡを見つけていた。実はＰＤ-１もその大きな仲間の一つであった。それを片っ端からスクリーニングしたところ、そのうちの一つがＰＤ-１と結合するリガンドであることがわかった。そしてその論文を二〇〇〇年に発表した。

ＰＤ-１のリガンドは、抗原提示細胞に発現される。抗原提示細胞とはマクロファージやＢ細胞のことで、抗原を認識して取り込み、そのペプチドをＭＨＣ（抗原を提示する膜分子）に結合させ、Ｔ細胞が認識できるようにする細胞のことをいう。抗原を提示されたリンパ球は、それを認識して結合し、活性化が起こる。しかし、ＰＤ-１は過度の活性化を制御するブレーキ役としてはたらくので、抗原提示細胞にはそのブレーキを踏むリガンドが必要となるわけである。

非常に興味あることに、ＰＤ‐１のリガンドは、抗原提示細胞以外にも様々な細胞で発現誘導されることが明らかになった。特に、様々ながん細胞でもリガンドが発現されていることをフリーマンらが見つけ、私たちとともに、リガンドを発見した最初の論文のなかで報告した。

抗がん剤への確信

これらのことから、ＰＤ‐１は、免疫の負の制御因子、自動車でいえばブレーキ役を果たしているであろうことがはっきりした。ブレーキを遺伝子ノックアウトでつぶしたために、免疫機能が亢進して自己免疫病が起きたと考えたわけである。しかもこの症状は、それ以前に知られていたもう一つの免疫抑制分子であるＣＴＬＡ‐４のノックアウトに比べて、非常に緩やかで軽症という印象があった。というのも、ＣＴＬＡ‐４のノックアウトマウスでは、生後五週間以内にすべてのネズミが急激な自己免疫反応で死んでしまうからである。

実は、ＰＤ‐１が免疫抑制分子でないかという心証を得た一九九六年に、ジム・アリソンがＣＴＬＡ‐４の抗体をつかって、ネズミでがんの治療ができるという報告をした。私たちはその論文を見て、ＣＴＬＡ‐４をブロックすると、強い自己免疫病が起こるので、この方法ではヒトの治療には実用できないのではないかと話し合った。私たちは、ＰＤ-１の方がはるかに良い、がん免疫治療のターゲットになると確信した。そこで、さらに実験を進めることにした。

ＰＤ-１阻害はがんの増殖を抑えた

そこで、ＰＤ-１阻害による腫瘍の増殖抑制実験を、当時大学院生であった岩井佳子さん(現・日本医科大学)がネズミで始めた。私はまず、ＰＤ-１ノックアウトマウスで実験をしてもらった。その理由は、抗体には効果にバラツキがあり、本当に良い抗体かはやってみないとわからないからである。岩井さんがＰＤ-１ノックアウトマウスに腫瘍を植えて、がんが増殖するかどうかを正常マウスと比較したところ、明らかに増殖が遅いという結果を得て、私たちは興奮した。そこで次に私は、ＰＤ-１シグナルを阻害する抗体をつかった実験をしたいと考えた。湊長博教授の研究室に強い抗体を取ってもらうように頼み、湊研究室で取られたＰＤ-Ｌ１抗体をつかって、腫瘍の増殖が抑えられることを見出した。そこで、その結果を大急ぎで二〇〇二年に発表した。

当時、がん細胞上のＰＤ-１リガンド(ＰＤ-Ｌ１)がリンパ球系の活性化を抑え、がん細胞の増殖にも寄与するという考えが大きくクローズアップされた。私たちも、リガンドを発現したがん細胞を用いてPD-L1抗体の効果を見たところ、非常に良い効果を発揮することがわかった。しかし、PD-L1を発現していない悪性黒色腫を用いた実験系においても、脾臓から肝臓への転移阻止にPD-1抗体が有効であった。その後のヒトにおける解析では、腫瘍のすべてがリガンドを発現しているわけではなく、PD-1抗体の治療成績と腫瘍のリガンド発現との相関は、多くの研究で必ずしも有意ではないという結論になっている。

開発にこぎつけるまでの曲折

その論文の発表の前に、これは将来的にヒトでの応用につながると私たちは考え、特許を申請した。しかしながら、二〇〇二年当時は、大学が法人化される直前であり、大学ではまだ知財部の機能が十分ではなく、特許の申請は教官が独自の努力でやるしかなかった。そこで以前から付き合いのあった小野薬品工業に、特許申請の援助をお願いして、共同出願した。

この特許は論文の発表前に申請し、申請後一年半くらいで公開されることになる。私は論文発表後ただちに小野薬品工業に、開発に乗り出さないかと持ちかけた。しかし、小野薬品工業はそれまでがんの薬を扱ったことはなく、また資本規模からいっても、自社で何百億円もかかるかもしれないハイリスクな開発には尻込みをした。小野薬品工業の担当者は日本中の大手製薬会社を訪問して共同開発を持ちかけたが、すべて断られた。アメリカの製薬会社の日本支社にも相談に行ったそうである。一年後にその訪問先のリストを持ってきて、「どこも相手にしてくれないので、小野薬品工業としても開発に協力できない」という返事であった。

しかし、私はあきらめるのは残念だったので、ベンチャーのトップをしているアメリカの友人に自分で話をしてみることにした。開発への協力を頼んでみたところ、二つ返事で「やる」という。ただし条件があり、特許の共願者である小野薬品工業が権利を放棄するか、あるいは専用実施権の同意がほしいということであった。小野薬品工業にその話をしたところ、考えさせてほしいと帰っていったが、三、四カ月して「やることになった」と言って訪ねてきた。当時はその理由はよくわからなかったが、ともかくやることになって非常によかったと思い、私も小野薬品工業に同意した。具体的には、ヒト型抗体をネズミでつくる技術をもっている、アメリカのベンチャーのメダレックス社が共同開発を小野薬品工業に申し込み合意ができたということであった。そして、二〇〇六年に治験が始まったのである。

今から振り返れば、多くの大手製薬企業がこの開発に尻込みした理由は納得できる。すなわち、第2節で述べたように、二〇〇二～〇三年当時、がん免疫治療の評判は非常に悪かった。がんの専門家のほとんどが、免疫治療はまやかしではないかとの強い疑いをもっていたのである。それは、様々な方法(サイトカイン療法やワクチン療法、養子免疫療法など、免疫学者が提案した方法)が、具体的な臨床の場ではほとんど有意な治療効果を示さなかったからである。逆に考えると、小野薬品工業というこの分野に経験のなかった会社と、ヒト型抗体をつくることができるベンチャーの結びつきによって可能になったことだったのかもしれない。

衝撃的な治験結果

さらに幸運なことに、メダレックス社は二〇〇九年にブリストル・マイヤーズスクイブ社に買収され、その後、治験が急速に進んだ。最初の治験は二〇〇六年に開始された安全性の検討である。当時、アメリカにおいてもがん免疫療法は市民権を得ていなかった。したがって、この治験に参加してくれる患者さんは、どの病院でも、もはや手の尽くしようがないという末期の患者さんで、最後の望みをかけて治験に参加された方々であった。約二〇〇人の様々な大きな腫瘍をもった人(皮膚がんである悪性黒色腫、肺がん、腎がん、前立腺がん、大腸がんの患者さん)がPD-1抗体の最初の被験者となった。

この治験の結果は、ときどき学会に発表されていて、驚くほど効いているという噂が流れてきていたが、二〇一二年にその集大成となる論文が『ニューイングランド医学雑誌』(NEJ

M)に発表された。その結果は極めて衝撃的なもので、末期がんの約二〇〜三〇%で効果がみられ、特に悪性黒色腫、肺がん、腎がんの患者さんにおいて、投与してから腫瘍が小さくなるか、大きくならず、なおかつその効果が一年を超えても継続するという画期的な結果であった。この結果は『ウォール・ストリート・ジャーナル』紙のトップページを飾り、またヨーロッパ・ドイツの経済紙でも大きく取り上げられた。そして、従来にない新しいがん治療法が見つかったと喧伝されたわけである。

急速に進む治験

その後、さらに進んだ治験が次々に行われた。特に最初に進んだのは悪性黒色腫である。さきにも紹介したが、二〇一四年にNEJMで発表された第三相試験では、約四〇〇人を二つのグループに分け、片方にはPD–1抗体、もう片方には当時最も悪性黒色腫に効くとされたダカルバジンという抗がん剤を投与し、いわゆる二重盲検法で行われた。一年後、PD–1抗体を投与された患者さんでは七〇%の人が生存していたが、ダカルバジンを投与された患者さんでは三五%であった。さらに一五カ月を超える頃には、PD–1抗体では生存者の数は七〇%でほぼ横ばいになっていたが、ダカルバジン投与では二〇%しか生存者がなく、この時点で、これ以上の治験は倫理的に望ましくないとのことで中止勧告が出された。

私たちも京都大学の産科婦人科と共同で卵巣がんの治験を行った。第二相の有効性判定の治験で、二〇人の患者さんを対象にしたもので、ここでも二〇人中三人に顕著な効果があった。有効であった方はその後も再発していない。なお、六人の方は、腫瘍が大きくならないという状態で継続しており、ある意味で治療効果があったのではないかと私は考えている。もともと卵巣がんは予後不良ながんである。この治験に参加された方はすでに白金製剤などの治療を受け、再発するなどして、他に打つ手立てのない患者さんであった。したがって、二〇人中九人に何らかの反応があったということは、極めて大きな驚きをもって臨床家に迎えられたわけである。

このような驚異的な有効性をもつPD-1抗体は、アメリカでは、二〇一四年に悪性黒色腫、二〇一五年には肺がん、さらに腎がんに対して承認されている。さきの表にも示したように、日本でも悪性黒色腫と肺がんに対して承認され、その後、腎がんやホジキンリンパ腫などに対しても承認された。アメリカ国立衛生研究所(NIH)のサイトに登録されているPD-1抗体の治験の種類は一〇〇〇近くに上り、非常に多くのがん腫に対して治験が進行している。今後、様々ながんに対して適応拡大が進んでいくと考えられる。

幸運が重なった

ＰＤ－１の発見では幸運がいくつも重なったと私は思っている。まず、偶然の機会にＰＤ－１分子にめぐりあったこと。いろいろな苦労はあったけれども、しつこく研究するなかで、免疫系のブレーキ役だということがわかってきた。そして、がんの治療につかえるのではないかというネズミでのモデル実験に成功した。開発に際してもいろいろ苦労はあったけれども、最終的にメダレックス社が乗ってきたこと。さらには、いまだに原因はわからないけれども、ネズミのモデル実験よりも、実際にヒトで効くケースが多いことなどが挙げられる。

最初からＰＤ－１で抗がん剤ができるとは私も考えてはいなかった。ライフサイエンスでは計算通りにはいかないことが多い。ＰＤ－１の発見は、そのことを象徴的に示している。様々な基礎実験のなかから、長い時間を経て臨床応用につながる結果が生まれてくることもある。科学研究とは本来、そういうものなのではなかろうか。誰もどの種から実が成る樹が生まれるかわからない。多くの種（基礎研究）を試すことが大切なのである。

4　ＰＤ－１抗体治療の今後の課題

ＰＤ－１によるブレイクスルー

前節で紹介したように、ＰＤ－１抗体による治療は、従来のがん治療の考え方を根底から変え、新しいがん治療の時代が始まった。

二〇一六年三月に出版された『ニュー・サイエンティスト』(二〇一六年三月五日付)という雑誌が、がん治療を取り上げ、がん治療におけるＰＤ－１抗体治療の開発は、感染症におけるペニシリンの発見に匹敵するという声があることを紹介していた。ペニシリンは、感染症に対して新しい概念で治療する道を開いた。ペニシリンだけですべての感染症が防げるわけではないが、その後に続々と発見された抗生物質によって、人類は今日、感染症を制御し、ある面では克服している。ＰＤ－１によるブレイクスルーを契機として、今後多くのがん治療への展開が期待されるなか、まだまだ新しい課題が残されているだろう。

ＰＤ－１抗体治療の特色

ＰＤ−１抗体治療によるがん治療の特色をまとめると、第一に、非常に多種類のがんに効果があるということである。おそらく大部分のがん腫に何らかの効果があると考えられる。第二の特色は、効く人にはいったん効き出すと、数年にわたって効果が持続するということである。また、数年後に腫瘍が再び大きくなってきた時には、もう一度この治療を行うこともできる。

第三の特色は、副作用が比較的少ないことである。もちろん、自己免疫病を発症する可能性はあるが、注意深く経過観察をすることによって、重症になる前に適切な治療を行うことができる。

これらのことから、将来的には、ＰＤ−１抗体治療は、がんにおける最初に試みられる治療の一つになるであろうと想像される。しかしながら、現在、明らかに課題はある。

効かない患者の存在

課題の第一は、特定のがんに絞ってみても、たとえば悪性黒色腫は、約三〇％の患者にはあまり効いていない。他のがん腫においては、正確にはわからないが、半分くらいの人には効かない可能性がある。現在、多くの研究者がこの問題を認識して、解決に当たろうとしている。

いわゆる不応答性の人に対して、どのような対処方法があるのかという問題である。PD-1抗体治療に加えて、別の種類の免疫系のブレーキをさらに阻害する方法、低用量の抗がん剤を投与する方法、あるいは、低い線量の放射線治療を組み合わせる方法といった、様々な組合わせによる新しい治療法を多くの研究者が検討している。いまのところ、この問題は残された大きな課題となっており、多くのがん研究者や製薬企業が立ち向かっている。

このような個人差が生まれる背景には、免疫系の多様性がある。同じ物質に対して、アレルギーを起こす人とアレルギーを起こさない人とがいる。また、花粉症になる人とならない人、違う花粉に対して反応する人と反応しない人とがいる。このように、免疫系の応答には非常に大きな個人差がみられるのである。

効く／効かないの事前判定

このような状況でもう一つ重要な課題は、不応答患者群と有効性が期待できる患者群とを、投与前に峻別する方法がないかということである。

この治療は通常、短くても三カ月、通常は半年、場合によっては一年かかる。その間、やってみないと効くか効かないかわからないということは、患者のＱＯＬ（生活の質）に関わる。また、医療側の負担、もちろん医療費の負担としても、あらゆる点で無駄が多い。そこで現在、多くの研究者がこの応答・不応答識別マーカーの検索に大きなエネルギーをかけている。

第3節で少し触れたように、当初、腫瘍がPD-1リガンドを発現することが、腫瘍増殖の大きな引き金であり、そこを断ち切ることがPD-1免疫療法のキーポイントであるという考えがあった。しかし、実際に臨床例を詳しく調べてみると、現在では、腫瘍にPD-1リガンドが発現している割合と有効性との間の相関は、必ずしも明確でないことがはっきりしている。それ以外の何が良いマーカーになるのか、現在、多くの研究者が競ってこの課題に取り組んでいる。

薬の値段

もう一つの視点からの課題がある。それは、この薬の価格が従来の抗がん剤に比べて高いということである。

薬価の決定は国によって異なる。例えば、アメリカでは製薬企業が独自に決定し（製薬企業と保険会社が交渉して決定）、あとは市場の選択に委ねられる。一方、日本では、原価計算と他の要素を加味した価格にもとづいて、いわゆる中医協（中央社会保険医療協議会）で保険者や患者代表・医師代表の協議によって決められることになっている。

ＰＤ－１抗体の投与については、一部のマスコミが、「薬価が異常に高い、これによって医療費が高騰し日本の社会保険制度を破壊する」という批判をしている。しかし、この論点は、注意深く検証する必要がある。有効な治療法が開発されれば、古い有効でない治療法は淘汰され、その分の医療費はなくなるはずである。がんに対する治療は、従来、非常に長い期間、入院・治療生活を送ることが想定されており、その間の費用もすべて加味して比較検討する必要がある。また、従来は半年から一年の延命と考えられたがん治療が多かったが、もしＰＤ－１抗体投与によって、三カ月から半年の通院投与により、完全寛解あるいは半永久的に腫瘍の増殖が防げるということになれば、その医療費削減効果が大きいということも想定される。

さらに、すでに厚生労働省は、医薬品の販売額が一千億円を超えた場合には薬価を切り下げる制度の導入を進めており、ＰＤ－１抗体の適応対象が拡大するにつれて薬価が下がっていくことは、当然予想される。したがって、現時点での薬価をめぐる議論は、極めて定量性を欠く議論であり、薬品の価格については、費用対効果を十二分に検討して議論することが必要であろう。

適応拡大のスピード

今後、PD-1抗体は様々ながんに適応が拡大することが想定される。では、その順番はどのようにして決められるのであろうか。多くの患者さんは、早く自分のがんにもつかえるようにしてほしいと願っている。それぞれの順番は、製薬企業がマーケットの大きさ、あるいは治験の成績が良いと考えられるもの、もちろん患者さんのニーズが高いもの、といった様々な観点から優先順位を決めているものと推測される。

問題は、このように一つ一つのがん腫のすべてに、きちんと第二相試験、第三相試験を行っていくと、かなりの時間がかかると想定されることである。この適応拡大のスピードを何らかの方法で加速することができるのか、医療行政の一つの課題でもある。患者さん側の要望は、今後ますます強くなってくることが想定される。

副作用のコントロール

この治療法の特色として、副作用が少ないと述べたが、副作用がまったくないわけではない。最も重要なことは、自己免疫病の発症をきちんと医師側がチェックすることである。

これまでのがん専門医は、免疫療法には不慣れなことが多く、この医薬品をつかうにあたっては、臨床免疫学の専門家がそばにいるような、一定規模の病院で行われる必要がある。やがて、がん専門医自身が免疫の知識を身につけ、自分で患者の副作用を十分にフォローすることができる時代が来るだろうが、それまでは免疫の専門家のサポートが必要である。

自己免疫病の難しい点は、患者さん個人個人で、どの臓器が病気になるか、まったく見当がつかないことである。非常に多いのは、間質性肺炎、腸炎、関節炎、皮膚炎、腎炎といったものが挙げられるが、これら以外にも、自己免疫病として挙げられている病気は非常にたくさんある。そして、どの臓器が冒されるかは、前もって予測できない。

自己免疫病の何らかのサインを見逃さないように、十分なチェックを怠らなければ、大事に至らずに、がんの治療と自己免疫病の治療を並行させることは不可能ではない。

自己免疫症状が現れる人とそうではない人、また現れる臓器の違いについても、個人差の問題になる。免疫系の活性化されやすさや、いわゆる抗原認識多様性の違い、それに加えて、炎症反応を引き起こすサイトカインの産生量など、免疫系に関わる遺伝子の数だけでも優に数百は数えられる。ヒトはそれぞれ、同じ遺伝子をもつとは言っても、その遺伝子の多型性(配列のバリエーション)の組合わせから、その遺伝子の発現量によって、非常に異なる反応が引き起こされる。あまりにも強い反応が起きる時には、特定の臓器への攻撃が重症化し、自己免疫病が発症してしまう。

したがって、もともと明らかな自己免疫病をもつ人が、がんを患った場合には、現時点では、この治療法は医師としては勧めにくいと考えられている。しかし、そういう患者さんであってもやがて、自己免疫病を予防しながら治療する道は開けていくものと私は期待している。

5　基礎研究の重要性――アカデミアと企業の関係を考える

新たな競争の始まり

アメリカは二〇一六年、バイデン副大統領を長とする、大規模ながん治療の国家プロジェクト「がんムーンショット(National Cancer Moonshot)」を開始し、次年度には一〇億ドルの予算が見込まれた。がん免疫治療はこのプロジェクトの柱の一つとされている。また、篤志家が億ドル規模の資金を拠出して、がん免疫治療の研究所を設立したり、大学に新たな研究センターが立ち上げられる例が相次いでいる。

PD-1抗体治療は日本発だが、残念ながら、その日本ではまだ動きがない。さきほど私は、PD-1抗体治療をペニシリンにたとえた評を紹介した。ペニシリンの発見を端緒として、感染症克服への扉が開かれた。ペニシリンだけでは、感染症のすべてを治すことはできない。PD-1も同様に端緒であり、次の展開を切り開いていかねばならない。アメリカは大きな端緒だとみなして動き始めたわけである。

ところが、テープカットがされて競争に入っているのに、日本はまだテープのあたりでまごまごしている。ブレイクスルーにより新たな地平が開かれたから、皆が走っていこうとしているのに、日本はそれにも気づかずに、レースに参加していない。投資によりもっと多くの人を呼び込み、研究を展開していくべきであろう。

ブレイクスルーはデザインできない

PD-1の研究の歴史を振り返ってみると、PD-1分子を見つけた当初、まさかがんに効く薬が生まれるとは、私は夢にも思わなかった。

PD-1の構造が非常に特徴的であり、またその発現も非常に限局されていることなどから、興味ある分子として研究を進めてきた。そして、一〇年近い研究の成果を得て初めて、PD-1が免疫の抑制的制御に関わるということが明らかになった。その結果として、がんの治療にも役立つかもしれないと考え、試みたところ、非常にうまくいった。

さらに一〇年が経って、動物モデルでのがん治療効果がヒトにおいても正しいことが実証され、現在、医薬品として世界中でつかわれるようになっている。つまり、生命科学の大きなブレイクスルーとは、何かをデザインしてそのとおりになる、という種類のものではない。

例えば、一九六一年、人類を月に送るとケネディ大統領が演説して始まったアポロ計画は、精緻なプランと膨大な予算を投入した結果、成功した。ケネディの後、一九七一年には、ニクソン大統領が次の国家プロジェクトを考え、がん征圧プロジェクトを提案した。アメリカ建国二〇〇年となる五年後のがん征圧を掲げて、膨大な研究費が投入された。しかし、がんの征圧はならなかった。

つまり、ロケットや橋、トンネルといった、人間がデザインをしてある明確なプランを立てる種類のプロジェクトと、生命科学の成果をもとにして医薬品を生み出すというプロジェクトとでは、根本的に性格が異なると考えるほうがよいのである。

生命科学の特質

生命科学は、やってみないとわからない要素が非常に多い。私は、生命科学の研究においては、なるべく多くの「種（シーズ）」をまく必要があると思っている。実際、PD-1抗体治療は、がんの研究者ではなかった私の研究から生まれてきた。

一万個の種をまいて、そのうち芽を出すのは五分の一以下かもしれない。芽を出したものがきちんと植物に育つ割合は、さらにその何分の一かであろう。さらにそれが実をつけるのは、そのまた何分の一、実がなったとしても、おいしい実になるのはさらに何分の一かであろう。最終的には一万粒の種をまいても、おいしい実をつけてくれるのは、たった数本の樹である可能性は十分にある。

このように、生命科学の研究から医薬品という果実を得ることは、平たく言えばギャンブルである。したがって、多くの種をまくこと、すなわち基礎研究を重視しなければならない。このことを忘れて、五年間のプロジェクトでどの病気の治療をするといったプロジェクトを、生命科学の分野に持ち込むべきではないと私は考えている。

基礎研究の深掘りと製品化

問題となるのは、基礎研究のなかから、どれが大きな実をつけるようになるかを選別する能力である。さらに、その実のなかから、どれが本当においしい実であるのか、その樹を育て見分ける力が必要である。

それにはいくつかの段階がある。まず第一の段階は、基礎研究を様々な試みのなかから、さらに深掘りしていくという段階であり、生命科学の基礎研究では、どの研究者も必死で取り組むところである。第二の段階は、ひょっとして、この実はおいしい実になるかもしれないという見込みが出てきた段階で、それを医薬品等に製品化するステップである。前者は、主として大学のなか、すなわちアカデミアにおける基礎研究の評価にあたるが、後者では、アカデミアから企業につなぎ、実社会で製品として生み出される選別が必要となる。

この製品化のステップは、現在、日本においても非常に重視され、様々な新しいしくみが立ち上げられている。しかし、残念ながら、非常にうまくいっているというわけではまだない。また、第二の段階ばかりに懸命に取り組んでも、早々に実は尽きてしまうであろう。多くの実を結ばせるために、大きな枠組みで全体を捉えることが必要である。

シーズを見極める眼

日本の企業は日本の大学のシーズに投資するよりも、海外の大学と連携する傾向が強い、という報告が出されている。私は、これは非常に残念なことで、日本の大学にはとても優れたシーズがあるにもかかわらず、日本の企業にはそれを見極める眼をもった人が少ないのではないかと感じている。

特に大きな企業になると、賭けた投資をすることを躊躇する傾向がある。サラリーマン化した大企業の社員は失敗を恐れるため、ギャンブルをしたがらない。さきに述べたように、医薬品の研究開発にはギャンブル的な側面がある。チャレンジ精神がなければ画期的な製品は生まれない。そこで、欧米では、ベンチャー企業の存在が非常に重視されている。ハイリスク・ハイリターンという考えで社運をかけるまでもなく、ある一定規模のチャレンジをするしくみが整えられている。そこでは、夢を求める若者に資本家が資本を投じ、大きな夢をめがけて挑戦する場が提供されている。

日本では、多くの資産家がその資産をどのようにつかってよいのかわからない状況が続いている。ふとしたことで大金を摑んだ人が、ロマネ・コンティを買い集めるといった馬鹿げたことが起こるのは、何にその資産を投じれば人類の幸福につながるかをまったく考えていない投資家が多いことを示している。非常に残念なことである。

次世代のシーズを育むために

さらに、日本の製薬企業の将来を考えると、アカデミアのシーズを、ベンチャーを通して起業化し大きな成果を生み出すという、現在の方向に加えて、もうひとつの努力が必要だと私は考える。アカデミアのシーズを一方的に企業に受け渡すしくみを強化しても、日本の将来はやがてシーズの枯渇で終わってしまうであろう。国や企業は、アカデミアのシーズをもとに生まれた企業の富を、アカデミアに還元するしくみを、きちんと整備しなければならない。

今日、大学は、運営費交付金の削減などにより疲弊している。この疲弊は、とりわけ若手研究者にしわ寄せが行く。このままでは、日本の将来は非常に暗いと私は感じている。すでに国立大学の法人化以降、論文の発表数などの様々なデータ指標が、国際レベルで見て如実に低下している。

ＰＤ–１の場合、分子を発見したのは一九九二年、その抗がん作用を見つけたのは二〇〇二年であった。これは、ちょうど国立大学法人化前のことである。つまり、いま私たちが見ている成果は、大学法人化前の比較的良い環境で生み出されたものであるといえる。これからの一〇年は、果たしてどのようになるのか。注意深く見守る必要がある。

私は現在、アカデミアのシーズをもとに生まれた成果は、企業に利益として再投資されると同時に、十分な割合をアカデミアに還元し、アカデミアの次の世代のシーズを生むためにつかう必要があるということを提案している。私たちのＰＤ–１研究は京都大学で行われ、京都大学の研究者が関与したものである。そこで、その成果を京都大学に還元し、若い研究者が一〇年くらい、研究費の心配なく自由に研究できる場をつくり出したいと考えてきた。今回受賞したノーベル生理学医学賞の賞金と一般の方からの寄付に加え将来受け取る予定のオプジーボの特許料を基金として、「本庶佑有志基金」を京都大学に設立した。私たちはいまその希望を実現に移しつつあるところである。

日本の製薬産業のゆくえ

日本の製薬産業の将来について、私は大きな変革が必要だと考える。周知のように、製薬企業の世界ランキングでは、日本のトップ企業でも一六位くらいである。新薬の開発能力をもち世界中に販売できる企業は世界で二〇社くらいとみられる。日本国内には多数の会社がひしめいているものの、現在の日本の製薬企業で世界中に販売網を有し、新薬を世界に供給できる能力をもつ企業は極めてわずかである。

日本の将来を考える時、製薬産業も大きな集約化を実行し、世界の場で日本発のシーズを展開できるだけの力を蓄えない限り、やがて世界の大資本に吸収されるのではないだろうか。あるいは、それを防ぐために国内産業の保護政策をとるならば、国民はそのために高いツケを払わされることになるのではないか。従来、製薬企業は、厚生労働省の管理下で、いわゆる護送船団方式により、国内マーケットだけを相手にしていても生き残れるような、高い薬価を与えられてきた。そのツケが社会保障費の高騰の一因となっている。

これからの日本において、もしアカデミアと製薬企業とのウィン・ウィンの関係を整備していかなかった場合、どのようなことが想定されるであろうか。第一の可能性は、日本の製薬企業が国際競争力を失い、淘汰されることである。第二の可能性は、日本のアカデミアと外資製薬企業との連携が進むことである。アカデミアは、日本の製薬企業と連携するよりも、研究成果を国際的に展開できる外資製薬企業と連携する方が、はるかにメリットが大きいことに気づいている。したがって、アカデミアとのウィン・ウィンの関係構築なくして、日本の製薬企業の将来は暗いといわざるをえない。この点について、日本の製薬産業は大きな改革が求められているのではないかと私は考えている。

第3章　いのちとは何か

「生命」の研究から、われわれは様々な思想を学んできた。そもそも「生きる」ということ自体が哲学・思想である。

生物学が生み出した思想で、社会的に最も大きなインパクトを与えたものは、ダーウィンの進化論である。今日では、変異(改革)・競争・進化が地球上のすべての社会現象を眺めるうえでの、最も基本的な考え方となっている。不幸なことに、進化論はいまだに宗教上の理由からアメリカでは大きな教育論争の種でもある。しかし、世界全体としてみれば、人類の思想として大きく定着したことは疑いがない。

第二の、大きな生命の思想は、メンデルの遺伝の法則である。形質の遺伝現象は広く知られていたが、子どもでは両親の素因が交ざり合って中間の形質が生じると考えられていた。チェコの僧院でひとりコツコツと研究をしたメンデルのエンドウマメの遺伝解析の結果から、遺伝の形質は交ざり合わない粒子的存在(後の遺伝子)によって子孫に伝えられることが示された。しかし、遺伝子が人類に共有される思想として定着するには、しばらく時間がかかり、二〇世紀初頭のド・フリース、モルガンらの染色体の研究が、メンデルの法則を裏づけ、やがて社会的な思想として定着した。

この二つの法則は、今日においても、生物学の基本公理であり、また、それゆえに人類社会における人々の生き方に、大きな影響を与えている。この二つの法則の意味については、まだ十分には一般の人々に認識されていない面があり、もう少し深くその影響について、述べる必要があることはいうまでもない。

私が特に力説したいのは、生物学から生命科学への転換が起こった二〇世紀後半の、爆発的な生命科学の発展によって、新たに浮き彫りにされた生命体の姿の理解が、これまで自然科学の根底として考えられてきた物理学的な世界観とは違った視点を、生物学ひいては社会思想に導入することとなった点である。

生命科学はいまもダイナミックな発展を遂げているが、この新しい生命科学がもたらした「生命の思想」というべき「生き物の在り方」を統一的に考え、それが今後の生命科学の発展に向けた指標となりはしないか。私にはそういう期待がある。

＊　＊

生命科学が、新たな生物の在り方を明らかにした結果、人類社会に思いがけない影響を与えるようになった。従来の人文・社会学的考え方との間に齟齬が生じており、その結果、社会の思想や倫理に大きな課題を投げかけている。

例えば、生殖医療の発展から、われわれは親子関係を新たなかたちで定義しなおすことを強いられるようになった。再生医療は、人間を部分として切り出す結果を導き、個の尊厳と命の有限性などについて、われわれに再考を迫っている。脳研究の進歩は、意識とは何かという哲学の永遠の課題に、科学的なメスを入れることになるかもしれない。このような生命科学の進歩に驚き、ある人は知ることを拒否したいと願うかもしれない。

生命科学は何を目指すべきなのか。生命科学の驚異的な発展の先に、われわれは何を見出すのか。生命科学はいまや、哲学や社会思想と密接に関わるようになっている。本章では、少し視点を変えて、「生きる」ということ、さらには「いのち」というものについて、生命科学の立場から考えてみたい。

1　幸福感の生物学

幸福の由来

人は誰でも幸福になりたいと願う。しかし、幸福とは何かということは、アリストテレス以来の哲学的な命題であった。何をもって「幸せ」と定義するのか。このことに、三千年の文明史を通じて、すべての人が関心をもってきた。

ここでは、哲学的論争を考察するつもりはない。しかし、幸福と感じることについて、すべての哲人が共通して述べていることは、根本において快感があるということである。快感とは、欲望を満たすことであり、欲望の大きなものは食欲、性欲、権力欲（競争欲）といったものである。

なぜ、このような欲望を満たすと快感が得られるのかを生物学的に理解するには、逆のことを考えてみればよい。

もし、食べることによってヒトが快感を得られなければ、どうなるであろうか。食べなければヒトは死ぬ。食べたいという気持ちを起こさせることは、生物の生存にとって不可欠なことである。

性欲がなければ、子孫を残すことはできない。生命が個を超えて生きるためには、性欲は不可欠である。性欲がなければ、今日の私たちは存在しない。

権力欲（競争欲）は、おそらく敵と戦って勝利を得る快感に由来すると思われる。もし、このような快感がなければ、生物は戦うことはなく、敵から追われるだけの存在であり、すなわち、生存競争に生き残ることは難しかったであろう。

こうしてみると、ヒトに快感をもたらす要因は、生きながらえるために必要だからである。生物が生きるために必須条件の行動と連動するように、快感神経中枢へつながる感覚(認識機構)を組み込んだのであろう。また、そのような組込みに成功した生物が、今日、生き残っているのであろう。

これは、今日のヒトの存在が、三六億年の生命の歴史の集積であることを考えればあたり前のことである。「進化は、遺伝子の無計画な変異とその結果生じた形質の環境集団のなかでの選択によって進行する」というダーウィンの考えは、分子生物学的なデータによっても裏付けられる、動かし難い事実である。幸福感も進化の産物なのである。

倫理性を生み出す進化

幸福感のような哲学的課題に生物学的視点を持ち込むことには反発があるかもしれない。しかし、人文社会科学の分野でも、生命科学が正しく評価されなければ新しい展開をはかれないだけでなく、大きな誤りをおかす危険性が存在する。幸福の問題と同様に、生命科学の進展の成果が、人文社会科学の分野で今後、次々に評価されていくことが重要だと考えられる。例えば、今日、倫理的な行動、他人を思いやる心といったことは、人間のみがもつ高度な特徴だと考える人がいる。宗教的思考では、人間が野性から目覚めて、社会性をもつために発達させてきた、特殊な性格が倫理性だという考えが支配的である。

しかし、生態学的な観察によれば、ヒトと進化的に近い霊長類、特にボノボ(ピグミーチンパンジー)やチンパンジーにおいては、数十匹程度の集団のなかで、仲間を互いに思いやる行動、助け合いが見られるという。この傾向はボノボでより顕著で、しかもボノボは、遺伝学的にもチンパンジーよりヒトに近いのではないかという、分子生物学的研究がある。

利他的な行為が、なぜボノボに見られるのか。進化的に考えると、少数の個体からなる集団が生き残るためには、仲間を助けることは不可欠である。傷ついた仲間を助け、食料を仲間のあいだで分けることによって、集団そして個の生存が保障される。利他性をもたない個体からできた集団はやがて淘汰される。

霊長類学者のフランス・ドゥ・ヴァールは、「生物について語る時には進化的な視点がなければ意味がない」という進化生物学者ドブジャンスキーの考えから、倫理的な行動は、決してヒト固有のものではなく、生物の生存にとって必要なものとして、選択の結果、組み込まれてきたものと考えるほうが、より合理的ではあるまいかと考えている。しかし文化的背景から生じたヒト固有の倫理感があることも事実である。

偶然と必然

進化の結果に合理的説明を与えることはできるが、予想は困難である。時間軸の制約から、実験を行える生物種は限られている。進化は偶然に起こり、その方向性は予想できない。どの変異がヒトの様々な性質に影響を与えるかは、未知のことが多い。しかし、いくつかの例では、極めて詳細な背景が知られている。

例えば、赤血球中の血色素(ヘモグロビン)β鎖遺伝子の一つの塩基に突然変異が起こることによって、ヘモグロビンタンパク質中のグルタミン酸がバリンに変わる。この結果、ヘモグロビンの分子構造が変わり、それがさらに赤血球の細胞の形を変えてしまう。この変異によって起こる劣性遺伝病は鎌状赤血球症と呼ばれ、赤血球が毛細血管に詰まりやすくなるために壊れ、貧血が起こる。

ところが、この変異遺伝子を染色体の一方だけにもつ人は、マラリアに抵抗性がある。その結果、鎌状赤血球症遺伝子をもつ人の分布は、マラリア原虫の分布とみごとに重なるように、アフリカから中東、地中海沿岸からインドまで広がっている。つまり、マラリアが蔓延している地域では、この遺伝子を一方の染色体にもつことが生存に有利だったのである。ところが、マラリアがない北米に強制的に連れて来られたアフリカ人の子孫にとっては、貧血症の原因遺伝子となり、何ら恩恵をもたらしていない。まさに環境の変化が、遺伝子の役割、意義に大きな意味をもつ良い例である。

そのほかにも、糖尿病の遠因は、人類発生時の環境では常に食料が不足している状況のなかで、生命体が血糖値を上げるしくみを重視して体の中に組み上げてきた結果ではないか、と推測される。

貧血や糖尿病という、一見生存に不利な症状も、かつての環境下では生存に有利なしくみとして選択された。与えられた環境のなかで生物は、生存に結びつく変異を取り込んで、今日の姿となっていると考えるのが最も合理的である。

幸福感を支配する遺伝子

快感・幸福感が進化の産物であるならば、生物のもつ他のしくみと同様、遺伝子としての裏付けがある。幸福感のうち、食欲については、空腹を感じ、食事をすることによって快感刺激を与える物質が明らかになった。国立循環器病センターの寒川賢治博士によって、一九九九年に発見されたグレリンは、アミノ酸二八個からなるペプチドホルモンである。グレリンは、胃から血中へ分泌され、神経細胞がそれを受け取る（すなわち神経細胞にその受容体がある）。受容体は特に視床下部で発現され、ニューロペプチドYの分泌刺激を促し、やがて脳の報酬回路（快感をもたらす回路）を刺激して、ドーパミンを放出させることによって、摂食による快感を亢進させるのではないかと考えられている。一方、脂肪細胞からはレプチンというペプチドが分泌され食欲を低下させる。この遺伝子が欠失したネズミは食欲抑制が働かず肥大する。

性欲を支配する物質についても、いくつかのものが知られている。例えば、いわゆるフェロモンによって、異性の存在を検知することが動物では知られており、ヒトにもその存在が予測されている。また、性ホルモンは、性的な成熟と分泌が連動しており、ヒトを含めた生物の性欲を支配することは、疑いがないであろう。

権力欲と関わる競争を制御する分子としてよく知られているものに、交感神経、副腎などから分泌されるアドレナリンがある。アドレナリンの受容体は、脳や心臓、筋肉に広く分布し、この受容体の刺激により代謝を活性化し、心臓の拍動を高め、筋力を上げる。敵に出会ったとき、戦いのために全身を整えるしくみとして、極めて有効に働くと考えられる。

感覚は麻痺する

ところで、このような物質の制御を受けるヒトの快感については、古くからいわれたように、早晩麻痺してくるということが知られている。

昔、砂糖が貴重であった頃、砂糖水を毎日飲むと、次第にそのおいしさが減じるために、毎日少しずつ濃度を上げていくことが重要で、いちばん濃度を高くしたあとでは、しばらく砂糖絶ちをして、再び薄い濃度から始めるのがよいとルソーは手記に記載している。

快感にもとづく幸福感は、このようにやがて麻痺してしまうことが大きな問題である。これは、様々な刺激受容体は、刺激が続くと受容体の反応性が鈍くなる（脱感作）という生物学的な現象とよく合致する。

不安感というもうひとつの要素

一方、欲望の満足だけでは、真の幸福感が得られないということは、哲学者から指摘されているとおりである。幸福感の要素として、もうひとつ考える必要がある。それは、不安感がないということである。

不安感が生ずる原因は何であろうか。ヒトは、どのような時に恐怖を感じるであろうか。いうまでもなく、自分の生存が脅かされる時である。病気で死ぬかもしれないと思う時は、誰しも不安を感じる。ましてや、何かに襲われ、自分の生命が危険にさらされる時の恐怖は、言語に尽くし難い。食糧が不足して飢餓状態の時も不安である。心理学的な研究によれば、暗闇のなかで音の間隔が次第に短くなり、大きくなる時に大きな不安を感じるそうである。これは当然、敵が近づいてくることを連想するからではあるまいか。すなわち「生きる」という欲望が達成されることが困難と感じることが、不安の最も大きな原因である。

では、このような不安感は、なぜ、われわれに受け継がれているのであろうか。これも、答は自明である。もし、不安感をもたなければ、生存に危険が迫った時に、必死で逃れようとしたり、戦ったりすることなく、簡単に生命を失う危険性が高いからであろう。

一般に不安感は不快感と相関しており、欲望が満たされないことが根底にある。しかし、不安感には様々なレベルがある。例えば、これまでまったく不幸な目にあったことがない人は、些細なことでも不快に感じ、一方、不幸な体験をした人、例えば殺される寸前までいった人は、命さえあればほかは何も要らないと考える。また、その体験によって、不安解消のレベルは著しく異なる。不安感の閾値は、生きる欲望の最低レベルの充足度と相関があるのではあるまいか。親鸞は「善人なおもて往生をとぐ、いわんや悪人をや」という言葉で、悪人は自分の弱さを自覚して他力本願に傾注して救われるとしている。それに加えて、悪人のほうが様々な体験のなかで少々のことでは自分の生存をおびやかされるほどの危険感はなく、したがって不安感を感じる閾値が高いために救われるという新解釈も成立する。

このような感覚閾値の変化は、生物学的にも明確な証拠がある。アッシャー症候群という遺伝病は、生後しだいに感覚器に異常が生ずる。その結果、視覚と聴覚を失った患者では、嗅覚が著しく強くなるといわれている。これは、体験によって知覚の中枢へのフィードバックが行われ、閾値が変動することを示している。この場合は、他の知覚シグナルの喪失によって嗅覚シグナルの感度が増大(閾値が低下)したのであろう。

不安感がないという幸福、この「幸福感」を獲得するために、人類は大きな発明をしたと私は考えている。それは宗教であり、その最大の役割は、あらゆる悩みの解消プログラムを提供することにあって、不安感の解消に大きな役割をもっているのではないか。どのような宗教でも、絶対的な力に完全に服従し、すべてを捧げることによって安心感を得るというしくみが内蔵されているように思われる。

＊　　＊

生物学的に、欲望充足型の幸福感と、不安除去型の幸福感があることは、これまでの哲学的な考察と合致する。このような観点から、幸福感が永続的に得られる道は、おそらく安らぎと、時折の快感刺激の混在である。老後に平穏な暮らしをしながら、時々好きなゴルフやグルメを楽しむのが、最も幸せな人生の結末かもしれないということである。

2　ゲノム帝国主義

物理学帝国主義と生命科学の歴史

私が大学に入った一九六〇年頃、自然科学といえば、物理学が最も高級な学問と思われていた(今でもそうかもしれないが)。物理学は、ニュートン力学から始まり、相対性理論まで一貫して、数式で表される演繹的な科学として、自然科学を牽引してきたことはいうまでもない。当時の物理学を研究する人が、物理学こそ自然科学の枠組みを規定するものであり、すべての自然現象は、物理学的な原理で説明できると考えていたことは当然である。このような強い、物理学中心主義的な考え方を、われわれ生物学を志す者は、「物理学帝国主義」と揶揄していた。

当時の生命科学は、ようやくＤＮＡが遺伝子を担うものであるということが明らかになり、遺伝情報暗号の原理解明が進もうとしていたところである。しかしながら、生命科学は、あまりにも不確定なことが多く、大部分の生命科学の研究は、現象の記載の域を出なかった。物理学を学んでいる人から見れば、生命科学が後進的な非近代的科学に映ったことは十分納得できる。

当時、生物には神秘的な要素が少なからずあると考えている人は多かった。いや、今日でもそう信じている人がいることは間違いない。しかし、一九五三年にＤＮＡの二重らせん構造をワトソン、クリックが発見した時から、生命現象の根幹である遺伝子が、物質的な基礎に支えられたものであるという認識が確定した。二〇世紀の後半は、分子生物学によって生命現象の物質的基盤が徹底的に暴かれ、すべての生命現象は神秘的な域から脱し、物質に裏づけられたものという考えが主流となった。そして、その集大成というべきヒトゲノム全解読が、二〇〇三年に発表された。その他、大腸菌や酵母はもとより、マウス、ショウジョウバエ、ゼブラフィッシュ、イネなどの代表的生物種のゲノム解読が完了している。他にもチンパンジー、オポッサムや前述のワトソン博士個人のゲノムの完全解読が行われた。ＤＮＡの塩基配列決定法の高速化と低価格化はどんどん進んでいるので、やがて全生物種のゲノム解読はもとより、個人個人のゲノム解読も進むことが予測される。

情報の集積体としての生命

ヒトゲノム解読のインパクトは、生命科学の学術研究そのものにとって計り知れないのみならず、今後はその社会的意義が次第に認識されるようになるであろう。

第一の意義として、遺伝情報の全体像をすべて明らかにしたことによって、タンパク質の構造を決める遺伝子数が三万足らずで、ショウジョウバエと大差がないことが判明した。最も最近の予測では二万四八八とさらに少ない。この結果から生物存在が、単なる物質の寄せ集めではなく、むしろ物質の発現と消失を通じて機能を制御する情報によって見事に統合された複合体であるという認識に変わった。

生物を構成する情報は、DNAに刻まれた遺伝情報と、生後に獲得した情報とに大きく二分される。生後に獲得した情報とは、体験にもとづき大脳に蓄えられた記憶と、遭遇した様々な病原体に関する免疫系の記憶などである。そして病気は、生後にさらされた様々な環境との軋轢のなかで、異常な獲得情報が蓄積した、生体情報の適応不全状態であると考えることもできる。このことから、生物の存在は今日、DNAの遺伝情報を基本に獲得情報を合わせた情報集積体である、と考えるのがより正確ではないかと思われる。

さて、ゲノムの塩基配列の並びのなかには、生物を構成するタンパク質分子がすべて規定されている。そして他の分子(脂質や糖)はタンパク質によってつくられる。ゲノム解読の第二の意義は、生物が有限の枠組みのなかで活動しているということを確定したことである。物理学では、あるものが存在しないのか、あるいは計測できていないのかどうかは、結論不可能である。しかしながら生命科学では、ゲノム情報にないものは生命体に存在しないと断言できるのである。しからば、有限の情報から成り立つ生物は、物理学で扱う事象に比べて単純かといえば、逆に生物がもっている分子や情報の複雑度は、後の節で説明するように、おそらく物理学で扱う対象のレベルをはるかに超えるものと思われる。

第三の意義は、チンパンジーゲノムなどとの比較によって、ヒトをヒトたらしめている遺伝子やその制御のしくみが遠からず白日のもとにさらされることである。これまでの予想ではその差は極めて小さい。さらに個人個人のゲノム配列の決定が可能になり、個性や人格の基本が遺伝子レベルにおいて議論される日も遠くないことであろう。このことの社会的また人文科学的意義は計り知れない。

生命科学における根本的な二つの〝原理〟

生命科学における根本的な原理として、これまでに明らかになったものは、二つしかないといっても過言ではない。

第一は、メンデルの遺伝の法則である。これは、DNAの遺伝情報が、親から子へ世代を経てどのように伝えられるかという原理を明らかにしたものであり、今日の分子生物学によって確定的に証明された。この原理は、親から受けついだ遺伝情報によって個体は規定されるという必然性の原理である。

第二は、ダーウィンの進化の原理である。これは、遺伝情報がランダムな変異を起こし、環境によって有利な形質が選ばれるという、いわゆる適者生存の原理を述べたものである。この原理は、偶然に生じた遺伝情報の変異が偶然に与えられた環境下で集団のなかにどのように広まり、そしてそれが長い年月の間に、種の形成にどのような影響を与えるか、という偶然性の関与を述べたものである。

すなわち、これら生命科学の原理はいずれも、遺伝情報がどのようにして子孫に伝えられるかということに関する原理である。

進化における偶然

ゲノム解読に集約された分子生物学的な生命現象の解明において、いまひとつの重要な視点は、生命科学は物理学や化学の原理に反するものではないが、生命科学が用いる原理は、物理学や化学から演繹的に導かれるものではない、ということである。その原因は、ゲノム情報というものが、物理・化学の原理にもとづいて必然的に導かれたものではなく、ジャック・モノーがいうように、偶然と必然の組合わせの結果、今日の姿で存在するからである。

生命体のしくみが進化過程の偶然性に依存している例は、数多く明らかになっている。ここではその例を枚挙することはできないが、最も印象的な例は、生物の眼のレンズの中に存在する、透明で安定なタンパク質であるクリスタリンタンパク質の由来である。クリスタリン分子の起源は、生物種間でまったく系統的につながりがない。また、その分子は、本来もつ機能とはまったく関係がないものが選ばれている。例えば、アヒルの眼のレンズの中には、酪酸脱水素酵素やエノラーゼという酵素が詰まっている。ところがニワトリではアルギニンコハク酸分解酵素で代用している。このような酵素が、なぜ眼のレンズの中に詰め込まれるようになったのか。それは不明であるが、レンズ内タンパク質にとって必要なことは、おそらく透明で、安定で、かなりの量がつくられ、濃度が高くなっても沈殿せず毒性もないといった性質であり、そうした要件以外の酵素活性はまったく必要とされないからであろう。このことから、何らかの偶然で、レンズ組織の細胞によってつくられるようになったタンパク質が偶然選ばれたのではないかという推測が可能である。

そのほか、眼の光センサーであるロドプシン、オプシンの進化を考えてみると、不思議なことに生物界に最初に現れたのは、赤や緑を認識するオプシンであった。そのあとにロドプシンという、明暗すなわち白黒を認識する光受容体が生じた。つまりテレビと違って、最初にカラー視覚が生まれ、あとから白黒が誕生したのである。

さらには、類人猿のなかでも新世界ザルまでは、夜行性のためにいったんは色の受容体遺伝子を失った。ところが、霊長類になって昼行性になったために、再び色覚を認識する受容体遺伝子の機能が、回復したのである。

生命情報の進化は出発点から偶然に支配されていた。遺伝暗号では、アデニン(A)やグアニン(G)、シトシン(C)、チミン(T)という四種類の塩基の三個の並びでひとつの暗号単位を形成しアミノ酸を決定し、アミノ酸の配列によってタンパク質の構造と機能が決まる。

これが遺伝暗号の基本であるが、まず、なぜAGCTという塩基が遺伝暗号に選ばれたのかは、かなりの偶然の要素があると思われる。さらには三塩基の配列とアミノ酸の対応について、特段の合理性があるとは思われない。おそらく太古の昔にこのような核酸配列とアミノ酸重合反応系との間をつなぐしくみを獲得した原始生命体が最初に誕生した時点で、以後の遺伝暗号が固定されたものと思われる。今日、地球上に存在するすべての生物は、共通の遺伝暗号をもつ。偶然の機会から生まれたにもかかわらず、極めて少ない生物種に一部の暗号単位の差異が見られるだけということは、現存する地球上の生物はすべて、一回の偶然によって生じた原始生命体の子孫だということを示す。

ゲノム帝国主義

遺伝情報の原始系は、ＲＮＡによって担われたと考えられる。ＲＮＡは、遺伝情報の担体であると同時に、酵素のような触媒機能をもつことが可能であるため、最初に情報と触媒の機能をそなえた生命の基本系をつくるためには、ＤＮＡよりも好都合な物質であったと思われる。ところがＲＮＡはＤＮＡに比べてはるかに安定性に欠けるために、やがてゲノム物質としてはＤＮＡが定着し、ＲＮＡはタンパク質と遺伝子をつなぐ媒体としての役割に変わったと思われる。この結果、今日、遺伝情報の発現では、ＤＮＡがｍＲＮＡ（メッセンジャーＲＮＡ）に転写され、その配列がタンパク質に翻訳されるというしくみが完成した。

遺伝情報の全体像が明らかにされる以前、ゲノムの中でタンパク質の構造を規定する遺伝子領域は極めて少ないということがすでに推測されていた。このことを大野乾は、砂漠のなかに点在するオアシスに喩えた。ゲノムの大部分は不毛の地であるという表現である。ところがゲノム解析によって、不毛の地には実は隠された情報がたくさん存在するという新しい知見が蓄積しつつある。すなわち、タンパク質に翻訳されないRNAを生み出す配列が存在し、このRNAが遺伝子の発現制御やタンパク質の翻訳制御などに関わり、その異常によって生命の存亡に関わるような変化が起こることが明らかになった。今日、多くの人が、このマイクロRNAとよばれる小さなRNAの解析に血まなこになっている。おそらくこれらのRNAも、mRNAと部分的に会合したり、一部はタンパク質と会合したりすることによって、生命にとって必要不可欠な情報制御に関わっているのであろう。このように複雑巧妙な制御系は、初めからデザインされてつくられたとは考えにくい。

生命の基本を形づくる遺伝情報の形成が偶然性に富み、情報は有限で物理化学の法則にもとづく演繹的な性格をもたないことなどを考えると、「生命の原理は、生命独自の法則によってつくり上げられたゲノム情報に規定される」とする、ゲノム帝国主義の考えが成立する。

3　有限のゲノムの壁を超えるしくみⅠ――流動性

〈有限〉から〈無限〉へ

前節で、ゲノムは生命体に有限の枠組みを与えており、このことが生命のしくみの宿命であり、また特色であるということを説明した。有限な存在が、固定されたままでまったく変化がないとすると、どうなるであろうか。ヒトでいえば、誰もが皆、同じ顔つきになってしまうことだろう。現実には有限なゲノム情報にもとづきながら、生命体は個体ごとに異なり、一個体のうちにも多種多様な細胞を有し、全体として無限とも思われる多様性を表現している。これほどの情報の質的な増幅は、実に様々なしくみの相乗作用によって生じているのであるが、前節で述べたごとく、これもまた計画的に導入されたものではなく、偶然の結果生じた様々なしくみをまことに見事に取り込んだ結果である。

まず、同じヒトという種のなかでも、個人個人のゲノムには大きな違いがある。この違いは、進化の過程で個体の生殖細胞のゲノムに変異を蓄積した結果である。この変異は子孫に伝えられ、いわゆる多型として集団に分布する。ＡＢＯ式血液型もその一例である。多型変異は多彩であり、遺伝子の構造の違いのみならず数の違いもある。場合によっては一部遺伝子の機能の欠落の結果、遺伝病といったかたちで現れてくる。

しかし、これ以上に驚くべきことは、ゲノムの構造変化が個体を構成する体細胞で別々に起こることである。つまり、有限の情報素材が、無限とも思われる多様性を発揮できる一つの鍵は、情報そのものにダイナミックな流動性が存在することである。遺伝情報が、個体の一生のあいだで自由に変化し、違った機能を発現する例が、様々な生物種でよく研究されている。

遺伝子自体が変わる〝しなやかさ〟

一例として、酵母の性を決定する遺伝子が挙げられる。酵母においては、細胞の増殖が個体の性認識にもとづく接合によって制御されている。性決定遺伝子はαとaという二種類があり、遺伝子の組換えによって、二つの遺伝子の発現状態が可逆的に変換されることが知られている。

図の(a)に示すように、αとaという二種類の性決定遺伝子は、通常の場所では不活化された状態にある。栄養条件の変化などで接合分裂が必要となった時、αまたはa遺伝子が発現可能な場所へ遺伝子組換えによって転移することによってどちらかが発現し、酵母の性がαかaに決められる。α遺伝子を発現する酵母はα因子を分泌し、a受容体を発現する。一方、a遺伝

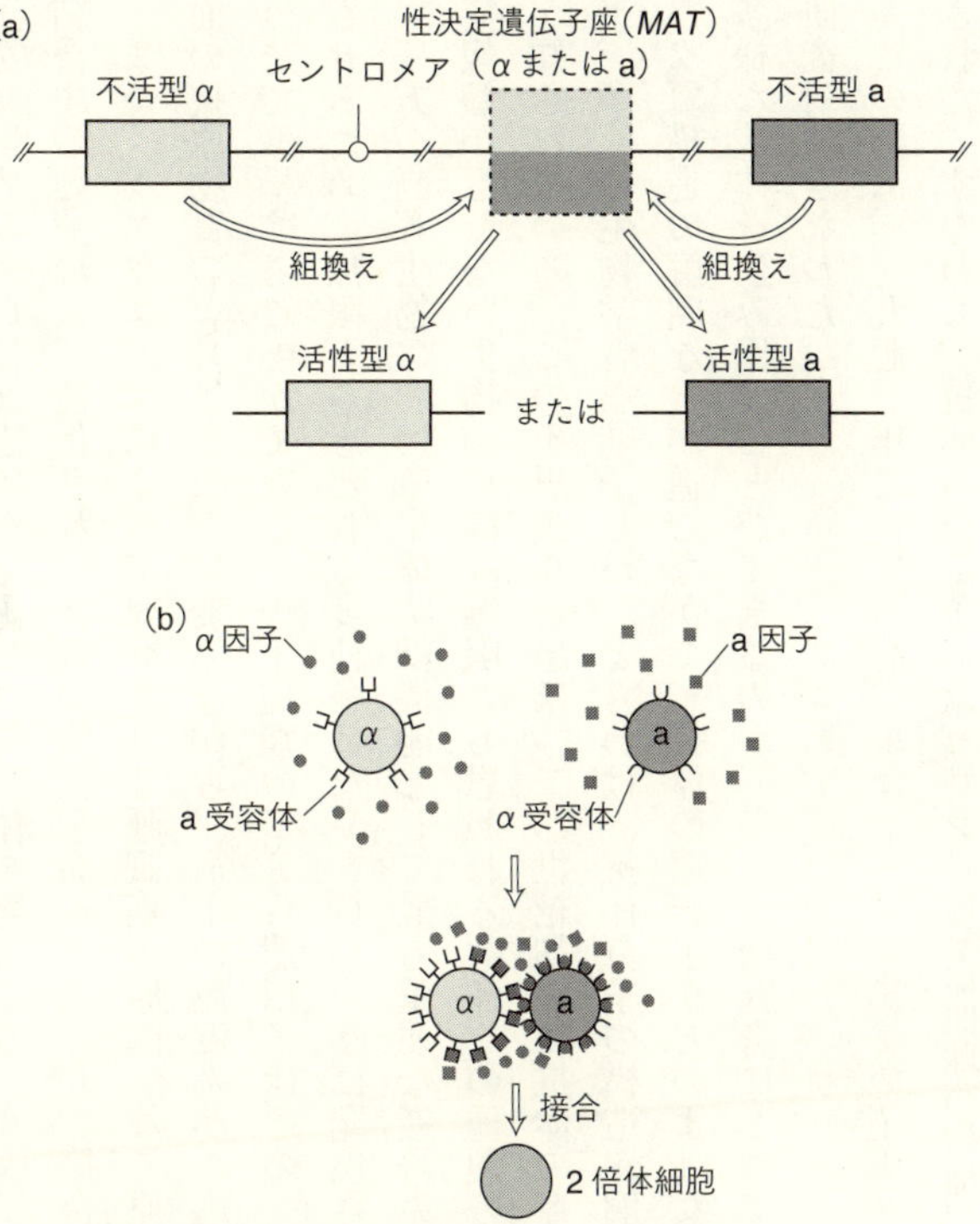

酵母における性決定遺伝子の組換えと接合の過程. (a)性決定遺伝子座(*MAT*)にα遺伝子またはa遺伝子が転移することにより，性が決定される．(b)α遺伝子またはa遺伝子をそれぞれ発現する酵母は，放出する因子によって互いに引き合い，接合に至る．(H. Lodish *et al.*: *Molecular Cell Biology*, 4th ed., W. H. Freeman & Co. (1999), Fig. 10-55, Fig. 14-4 より改変)

子を発現する酵母はa因子を分泌しα受容体を発現する。a因子またはα因子とその受容体が結合すると酵母は活性化され、多数の遺伝子発現が起こり、接合が開始される(図の(b))。

また、ツエツエバエによって媒介される睡眠病の原因となる原虫トリパノソーマは、細胞表面の抗原物質(VSG)を次々に変えながら、宿主の免疫系から逃れ、ついに宿主が抵抗力を失うまで増殖することができる。一千種類のVSG遺伝子はその一部を遺伝子変換によって変化させるため、無限とも思われる多種多様なVSGが次々に発現される。

一方、高等生物における生体防御機能として最も重要な獲得免疫においては、限られた遺伝情報しかもたない生物が、ほぼ無限とも思われる数多くの種類の抗原を認識して記憶することが知られている。この不思議な現象は、二〇世紀初めに抗体の存在が知られるようになって以来、多くの生物学者を魅了した。とりわけ、抗体分子の構造が解明され、抗原認識部位のタンパク質構造の解明などが進むなかで、抗体の遺伝子がどのようなしくみで、無限とも思われる多様な抗体を生み出すことができるのか、多くの研究者にとって一層好奇心をかきたてられる研究対象となった。

この謎は、一九七七年に利根川進、ルロイ・フッド、フィリップ・レーダーらによって解明された。すなわち、抗体の遺伝子では、リンパ球(白血球の一種。B細胞とT細胞がある)の分化の過程で、遺伝子の断片をつなぎあわせて完成型の遺伝子がつくりあげられるという、遺伝情報の再構成が行われることが明らかになった。この再構成は、一個一個のリンパ球で独立に起こる。このため、体中のリンパ球の数だけ、違う種類の抗体遺伝子を発現することが可能となる。例えば一〇〇種類の断片Aと、一〇〇種類の断片Bのなかから、AとBを一個ずつ偶然に組み合わせて一つの遺伝子をつくるとすると、結果として一千通りの遺伝子ができあがる。一方、この一千通りの遺伝子をつくるための素材は、わずかに一〇〇種類たらずの遺伝子に必要な塩基配列で済む。抗体を構成するH鎖とL鎖の遺伝子では、それぞれ三種類と二種類の断片を組み合わせることによって行われており、その情報の増幅度は、少なく見積もっても10^{10}という膨大なレベルに達する(コラム参照)。

この結果、ヒトの全身に存在する膨大な数(10^{12}個)のリンパ球のほとんどそれぞれが、異なる抗原受容体を発現するというレパートリー形成が完了する。このなかで、特定の抗原と反応して、対応する抗体を生み出すことができる細胞は、ごくわずかである。しかし、その少数の細胞は、抗原を認識した時に増殖し、やがて大量に抗体をつくり出す細胞へと分化していく(第5節を参照)。10^{12}個の細胞のなかには、どの抗原とも反応しない細胞も存在する。またそのなかには、自己の抗原と反応する細胞もある。しかし、このような有害な細胞は、選択的に殺されるか不活化され取り除かれるしくみが備わっている。ここにおいて、遺伝情報の偶然の変異と環境による選択というダーウィンの原理が、個体のなかでも細胞間の適者生存原理として適用されていることに、われわれは驚く。

最近、抗体の祖先型として、ヤツメウナギやヌタウナギなどの無顎魚類には、抗体の代わりにロイシンに富む反復構造をもった原始抗体の存在が報告されている。この分子は、抗体分子とは構造的にまったく異なり、糖タンパク質受容体の一種であるが、やはり遺伝子の再構成によって完成された抗原受容体がつくられる。

コラム　抗体遺伝子にみる遺伝子再構成

抗体はH鎖二本とL鎖二本の四本のタンパク質がつながった構造をしている。H鎖とL鎖はそれぞれV領域とC領域に分かれる。抗原認識に関わるV領域は、V、D(H鎖のみ)、Jの遺伝子断片から構成される。V、D、Jには、それぞれ多くの遺伝子断片がプールされており、それらのなかから、一つずつの遺伝子断片が選ばれてV遺伝子エキソンに「再構成」される。

例えば、ヒトのH鎖の遺伝子には、六五個のV遺伝子断片、二七個のD遺伝子断片、六

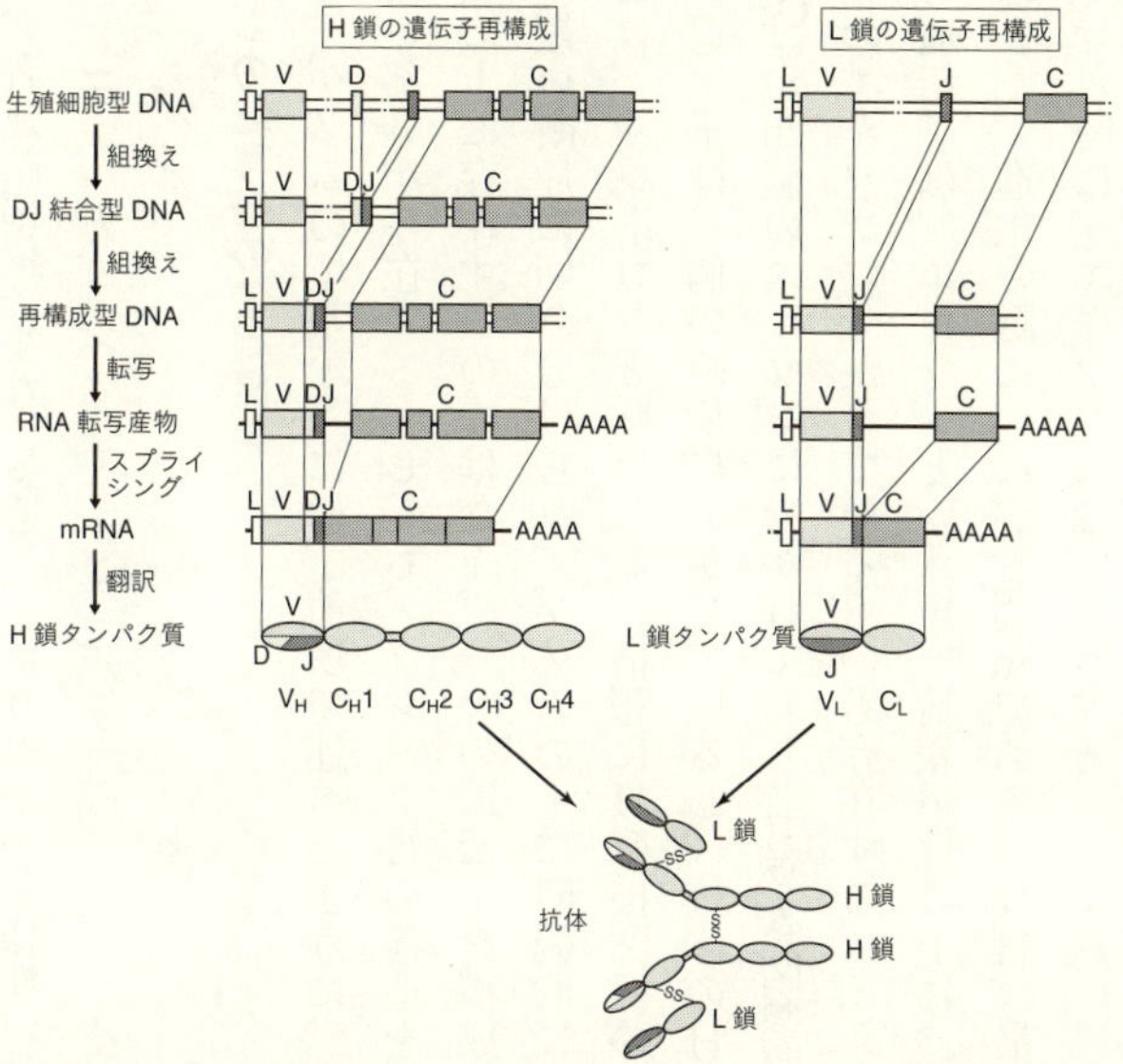

抗体の遺伝子再構成. 図中の四角はエキソン，AAAA は転写で付加されるポリ A 配列を表す．（西川伸一・本庶佑編『免疫と血液の科学』岩波講座 現代医学の基礎 8，岩波書店(1999)，図 3-6）

個のJ遺伝子断片がプールされている。その組合わせは一万五三〇通り(六五×二七×六通り)あることになる。一方ヒトL鎖遺伝子にはκ鎖とλ鎖の二種類があり、40 $V_κ$と5 $J_κ$および30 $V_λ$と4 $J_λ$が存在する。したがって三二〇通り(四〇×五+三〇×四通り)となる。さらに、各々の断片の連結部位でアミノ酸の挿入や削除が起こるので、各連結部位で少なくとも二〇通り以上の多様性が生じる。これだけがすべて加わると、2.7×10^{10}（一万五三〇×三二〇×二〇×二〇×二〇）となる。

ゲノムの転写後の情報編集

さて、ゲノムの塩基配列には、前項で述べたように、タンパク質の構造を規定する部分とそうでない部分が存在する。しかも、タンパク質の構造を規定する部分は、ひとつながりにゲノム情報の上に存在するのではなく、一つの遺伝子を構成する情報が、原始情報単位（エキソン）という短い断片に切り分けられ、ゲノムの上に断続的に配置されている。エキソンとエキソンの間には、イントロンと呼ばれる、情報には直接関係のない配列が存在する。例えば、ヘモグロビン遺伝子は三個の断片に分かれているし、抗体のH鎖の遺伝子は、可変部（V_H）が二個、定常部（C_H）が四個のエキソンに分かれており（コラム図参照）、また、コラーゲンの遺伝子のように五五のエキソンに分かれているものも存在する。

なぜ遺伝子は、エキソンという短い情報単位の上にバラバラに存在しているのであろうか。これはまた、進化の謎につながる問題である。今日、最も合理的な推論として、遺伝情報は最初にできた時に、エキソンにほぼ匹敵するような短い最小のタンパク質機能単位の構造を決めるものとして存在し、これが様々な組合わせと重複によって、多様な遺伝子を生み出すようになったという説が有力である。例えば、アルコール脱水素酵素と乳酸脱水素酵素の遺伝子には、それぞれアルコール、あるいは乳酸といった基質を認識する部位に対応するエキソンが存在すると同時に、脱水素活性部分に対応する別のエキソンが共通に存在する。脱水反応を担う部分のエキソンは比較的似通っており、おそらく共通の祖先から由来したのであろうと考えられる。またコラーゲン遺伝子の五五のエキソンの大部分はよく似た五四塩基対で（グリシン―アミノ酸Ｘ―アミノ酸Ｙ）の六回くり返しというコラーゲンヘリックス六単位に対応しており、コラーゲン遺伝子がエキソンの重複によって生じたことを示している。

このエキソンの情報をつなぎ合わせてタンパク質に翻訳するために、いったんＲＮＡに転写した後、エキソンをつなぎイントロンを取り外す、スプライシングという複雑な反応を行って、完成されたｍＲＮＡ（メッセンジャーＲＮＡ）ができあがる。ＲＮＡの段階で、情報の編集が行われるわけである。さらには、同じ遺伝子から生まれるｍＲＮＡが、細胞によって違う組合わせでスプライシングされるという例が知られている。

例えば、抗体をつくるＨ鎖遺伝子の末端には、抗体が細胞膜に埋めこまれるための構造に対応するエキソンが存在する。このエキソンが一緒に発現されることによって、抗体分子はＢ細胞の表面に発現され、抗原認識を受けたあとB細胞に活性化シグナルを与えることができる。すなわち抗体がB細胞抗原受容体として機能する。一方、プラズマ細胞(刺激を受けたB細胞が大量の抗体を分泌するように成熟したもの)では抗原認識は不要となるため、このエキソンを除いたmRNAをつくるようになり、その結果、抗体分子は細胞外すなわち血清中に分泌され、身体中で抗原を捕獲するいわゆる抗体としての機能をもつ。このように、一つの遺伝子からつくられたタンパク質でありながら、それぞれが生理的にまったく意味の違う役割をはたすことができる。

さらにRNA段階で、遺伝情報の塩基の変換をしてまったく機能の異なるタンパク質を生み出すRNA編集という機構がある。その代表的な例として*ApoB100*というmRNAがある。このmRNAは、肝臓ではそのまま翻訳され、LDL(低分子リポプロテイン)というコレステロールの輸送タンパク質になる。ところが、このmRNAを認識して特定の部位のCをUに変換し、その結果グルタミン(CAA)の場所を停止コドン(UAA)へ変換させるAPOBEC1と呼ばれるRNA編集酵素がある。この酵素の働きで、*ApoB100* mRNAは*ApoB48* mRNAとなり、短いタンパク質を生じる。このタンパク質は小腸から吸収された脂肪酸(トリグリセリド)の血中運搬体(カイロマイクロン)として機能する。わずか一塩基の変換によって、このように重要な生理機能をふりわける働きが知られている。

このほかにもグルタミン酸受容体やセロトニン受容体という中枢の神経伝達に関わる受容体のmRNAでも、RNA編集が起こることがその機能に必須である。前節で紹介したマイクロRNAが編集を受けて、制御遺伝子が変わるという知見が最近、報告された。情報制御の複雑さは計り知れない。

＊　＊

エキソンから遺伝子そのものが生じたしくみは、ダイナミックかつ流動的であり、その集積の結果、ゲノム情報が生じた。さらに、その成り立ちを活用して、情報の部分を変幻自在につなぎ合わせるという情報編集が関わることにより、限られた情報を柔軟に活用し、大きな多様性を生み出している。有限な情報を、無限に近く活用するための知恵として、情報を固定せず、つねにダイナミックかつ流動的につかう知恵を、生命体はもっている。

4 有限のゲノムの壁を超えるしくみII——時空間の階層性

驚くべき多様性

生物の形には、驚くべき多様性がある。例えば、身近な昆虫や植物を思い浮かべてみると、多様な生物種の間には一定の法則を見出しがたいほど、それぞれが固有の形をしている。二五〇年以上も前につくられた形を基礎にしたリンネの生物分類システムが、今日でも有効性を発揮するのは、形こそが生物の多様性を直接に表現するからである。

個体としての多様性のみならず、一つの器官に注目しても、生物の多様性には驚かされる。その代表例として、眼の形を見てみると、大きさやレンズの形それぞれが、生物種に固有である。例えばホタテ貝の眼は、レンズではなく、凹面鏡で光を集める方式である。また、昆虫の眼は複眼といって、小さな集光レンズが数千個集まっているために、ほぼ三六〇度の広い角度の対象に関して、視覚情報を集めることができる。

ダーウィンも眼の多様性には非常に興味をもち、詳細な比較検討を行ったが、『種の起原』では、「眼が自然淘汰でつくられたと考えることは一見不合理に見えるくらいだ」と述べている。しかし、近年の分子生物学的な解析から、このような多様な形をした眼の発生がすべて共通の遺伝子（*Pax2*、*Pax6*）の制御を受けていることが明らかとなった。眼はそれぞれの生物種の置かれた環境に応じて最も良いかたちをとるように多様な進化をとげたことは間違いないが、その視覚器官をつくるための根幹の運命決定遺伝子は、長い進化の過程でも原型を保っている。共通の基盤の上に立ちながら驚くべき多様性を生み出すしくみは何なのだろうか。

情報発現の階層性

多細胞生物レベルの遺伝子の数は、二万〜三万のあいだで大きくは違わないにもかかわらず、このように複雑かつ多様な形を生み出すことができるのは情報の階層的集積にある。

形をつくり上げるゲノムのプログラムの解明は、発生学の中心的な課題である。基本的に生物が形をつくるしくみは受精からの時間経過のなかでいつ、胚の中のどのような位置で、いかなる遺伝子を働かせるか、というプログラムによると考えられている。すなわち、遺伝子発現における時間軸と空間軸を、どのように制御するかということにかかっている。

二万個のヒト遺伝子のうちで、転写因子（遺伝子発現制御に関わる遺伝子）は少なくとも一八五〇個はある。さらに、遺伝子の制御は、一対一の対応ではなく、一つの遺伝子に四つも五つもの転写因子が関わっている。したがって、ここにおいても、組合わせによって膨大な多様性が発現される。数千個ある転写因子のなかから、四種類の組合わせを考えただけでも、その多様な制御様式は驚きに値する。時間軸をつくる主要な因子は、転写因子自身の発現制御が別の転写因子によって制御されているというカスケード的階層制御と考えられる。すなわち、転写因子AがBを生じ、BがCを生じるという具合である。

形をつくるうえで最も重要な点は、空間軸の形成である。細胞は自分の位置を近隣の細胞との接着、あるいは近傍の細胞から放出される情報伝達因子(例えば増殖を促す因子など)の受容体への結合による情報伝達によって知る。例えば受精卵が分裂し、胚が形成され、やがて内胚葉(腸など)、中胚葉(筋肉など)、および外胚葉(神経など)へと運命づけが行われる。この運命づけは、オルガナイザーと呼ばれる胚の一定の場所に局在する細胞群から分泌されるTGFファミリー分子(アクチビンなど)の濃度勾配によって決められる。

時間軸も空間軸も一つの分子(または細胞)が生まれることによって別の分子(または細胞)を生み出すという階層性によって制御される。空間軸を固定するために細胞と細胞の接着が正しく行われることが必要で、これがなければ、様々な臓器を形成することができない。肝臓や膵臓、腎臓といった臓器の内部には、非常に多種類の細胞が規則正しく配列され一定の構造をつくる。細胞と細胞の接着に関わる接着因子には、同一分子を細胞表面に表現するもの同士が集まり合う集合と、異なる分子が鍵と鍵穴のようなかたちで集まる様式とがあり、これらの組合わせによって、驚くべき規則性と階層性を構築する。

情報伝達の階層性

細胞が外界から刺激を受けて反応することは、生物の自律性維持の基本メカニズムであると同時に、増殖反応につながることにより、自己複製の基本メカニズムでもある。細胞の刺激応答は三つのステップによって進行する。第一に外界の刺激物質(ホルモン、増殖因子、分化因子、細菌由来物質など)はまず細胞表面の受容体と結合して、受容体の構造を変化させる。第二に受容体の構造変化が、受容体やそれに結合するリン酸化酵素を活性化し、細胞内の多くの分子の会合やリン酸化などの修飾を引き起こして、シグナルの増幅が起こる。タンパク質はそのままのかたちで働くだけではなく、リン酸化などの修飾を受けて、オンとオフの活性変換を行うと同時に、リン酸化が他のタンパク質との会合を促進するという高次構造の階層性も加わった機能制御が行われる。この結果、アクチンや微小管といった、細胞の形をつくるタンパク質の変化により、細胞の形までもが変わる。第三にシグナルが核に伝えられると転写因子の活性化を起こし、多数の遺伝子の転写が誘導され新しいタンパク質が細胞内につくられる。このように細胞が外界に反応する時の大筋は、一つの分子会合反応において得られた刺激が多段階的なリン酸化反応の連鎖によって飛躍的に増幅され、細胞内に大きな変化を与え、様々な分子を揺り動かすことによって進む。

階層性の逆行

このような階層性を突き詰めていくと、分化するためにはどのような順番で遺伝子が階層的に発現されていくのかという問題と同時に、逆にあらゆる細胞への分化能力をもった細胞、いわゆる万能細胞においてはどのような遺伝子がその万能性を規定するのかという問題に行き当たる。分化した細胞のその前はどうか、さらにその前は、というかたちで考えを押し戻すことによってすべての人が抱く当然の疑問である。

この疑問に答える一つの大きな発見が京都大学再生医科学研究所の山中伸弥教授らによって発表された。山中らはマウスの皮膚細胞に四種類の遺伝子を発現させることによってその細胞が万能性の幹細胞(誘導多能性幹細胞、iPS細胞)に変化することを発見し、さらにはそのような万能性の細胞を胚に注入し、実際に生殖系列も含め全身の細胞に正常に分化したキメラマウスを生み出すことに成功したのである。つづいて彼らは、ヒト細胞においても同様の万能性幹細胞をつくり出すことに成功した。このような四種類の遺伝子による完全分化能の回復は、アメリカにおけるヒトES細胞の研究推進の政策にも大きな影響を与えた。というのも、従来、分化万能性幹細胞をつくり出すにはヒトの胚から細胞を採取することが不可避だと考えられていたが、山中らの方法によれば、誰でも自分の皮膚細胞から万能細胞を生み出すことが可能になるからである。

この大きな発見は再生医学研究の流れを変え、すでにアメリカの有力研究者もこぞってこの研究へ参入している。このため最近ではiPS細胞を誘導する化合物の探索やiPS細胞から分化細胞(例えば血液細胞)への分化誘導方法の研究が飛躍的に進展している。

＊　＊　＊

生物の見かけの多様性と根幹の共通性は一見矛盾するようだが、ここに情報の時間軸と空間軸の階層性が付加されることによって見事に理解される。さらに「胚細胞の万能性を規定する遺伝子があるのか」という根源的な問いを突き詰めていった結果が、思いもかけず世界の科学技術政策にも影響を与える発見につながった。研究者の根源的な問題に対する挑戦がいかに大切かを改めて実感させる結果である。

5　ゲノムに刻まれる免疫系の〈記憶〉

歴史を動かした感染症

医学研究における人類への最も大きな貢献は、ワクチンの発見による感染症の予防である。ワクチンは、なぜ感染症を防ぐことができるのか。その本質は、免疫系に記憶が存在することにある。一度遭遇した抗原に対して、免疫系は以前より迅速で強力かつ有効な免疫反応を引き起こすことができる。したがって病原性の弱い病原体に一度感染した人は、次に病原性の強い同じ病原体と遭遇しても、強い免疫力で感染病症状を最小限に抑えることができる。

ワクチンは一七九六年、イギリスの医師ジェンナーによる天然痘の種痘に始まったといわれている。しかし、感染症に一度かかって命を取りとめた人は二度とその病気にかからないということは、紀元前から人類に知られていた。

紀元前四〇五年、カルタゴとシシリアの植民地都市との戦いのさなかに戦線でペストが発生し、両軍とも大きな痛手をこうむった。そのためカルタゴ軍は引き揚げざるを得なかった。その後紀元前三九七年にふたたび、カルタゴ軍は新しい軍隊を編成してシシリアに攻め込んだが、またもや戦線にペストが発生した。シシリア軍は、その八年前のペスト蔓延を経て生き残った人を中心に編成した軍隊であったために、病人は極めて少数か軽症であったが、新しく編成されたカルタゴ軍には多くの患者が発生し、ここにカルタゴは大敗を喫した。

感染症は、その後も人類の歴史に大きな影響をたびたび与えている。中世ヨーロッパで起こったペストでは、例えば一五世紀にイギリスの人口の半分が死んだといわれている。しかし、患者の看護にあたった修道僧などのなかには、病気にかかっても回復し、ペストが蔓延するなかでも二度と発症することがなかった人がいると語られている。

このように感染を経験すると免疫が生じるという経験則から、ジェンナーの種痘が発想され、その結果一九八〇年には天然痘が地上から消滅するという偉業につながったのである。

免疫系の進化

免疫系は、生物の生存に必須のしくみである。医学が進歩する以前、ほとんどの人は感染症で死亡した。進化的にみても、昆虫から既に感染に対する備えが遺伝情報に組み込まれている。しかし、昆虫における免疫は、いわゆる自然免疫というかたちであり、免疫記憶が生み出されるという証拠は、今日まで得られていない。

自然免疫は、病原体の構造の共通パターンを受容体で認識して、病原体に対する反応を生体に惹起するものである。例えば、病原体の膜を構成する物質や、病原体に特有の核酸の構造といったものが認識の対象となる。自然免疫のパターン認識受容体はTOLLと呼ばれ、まず昆虫で発見された。実はTOLLは、昆虫の発生に必須の分化制御受容体として発見されていたものが二役をこなすことが解明されたのである。その後、脊椎動物にも類似のしくみ(自然免疫)が存在することが明らかとなり、その受容体はTOLL様受容体(TLR)と呼ばれている。ヒトのTLRは現在一一種類発見されており、主にマクロファージ上に表現され、病原体の膜や核酸などに反応して生体の免疫系を活性化させる。しかし、ヒトにおいてTLRの役割がどの程度大切かは今後の研究を待つ必要がある。

一方、脊椎動物以降の生物において、急速に拡大した防御システムが獲得免疫系といわれるものであり、このしくみは抗原を個別に、特異的に認識し、さらに記憶することができるという、極めて高度な防御系である。特異的に抗原を認識するためには、各々の抗原に対応する多様な抗原受容体をリンパ球が発現する必要がある。抗原受容体は、リンパ球の分化の過程で膨大な種類が形成され、成熟したリンパ球表面に完成された受容体が表現されるようになる。各々のリンパ球は一種類の抗原受容体を発現する。このような多様な抗原受容体を表現するためにリンパ球で抗体遺伝子の再構成が起こり、ゲノム情報の壁をうちやぶることは、第3節で既に述べた。

〈記憶〉する免疫系

B細胞によってつくられた抗原受容体が血液中に分泌されたものが抗体である。発生過程でつくられた抗体は自然抗体と総称され、個体の抗体レパートリーを形成する。一八世紀末に発見されたワクチンによって、血中に抗原を認識して中和(不活化)する物質が存在することを初めて明らかにしたのはベーリングと北里柴三郎であり、一九世紀の末であった。その後、抗原認識物質の化学的な解析が進められ、今日の理解のように、抗体には抗原を結合する可変部と、結合した抗原を様々な方法で処理する役割を担う定常部とがあることも明らかになった。個体に抗原(病原体)が侵入するとB細胞は表面の抗原受容体で抗原を認識して強く反応し、その数を著しく増やすと同時に、その過程で抗体分子の構造を変えて抗原を記憶にとどめる。

抗原を抗体分子上に記憶するしくみは二通りある。一つは体細胞突然変異と呼ばれ、B細胞の中で抗体可変部遺伝子に点突然変異を導入し、抗体のアミノ酸配列を変化させ、抗原と強い結合能力を生み出す抗体を生じることによって行われる。抗体遺伝子への変異導入はランダム

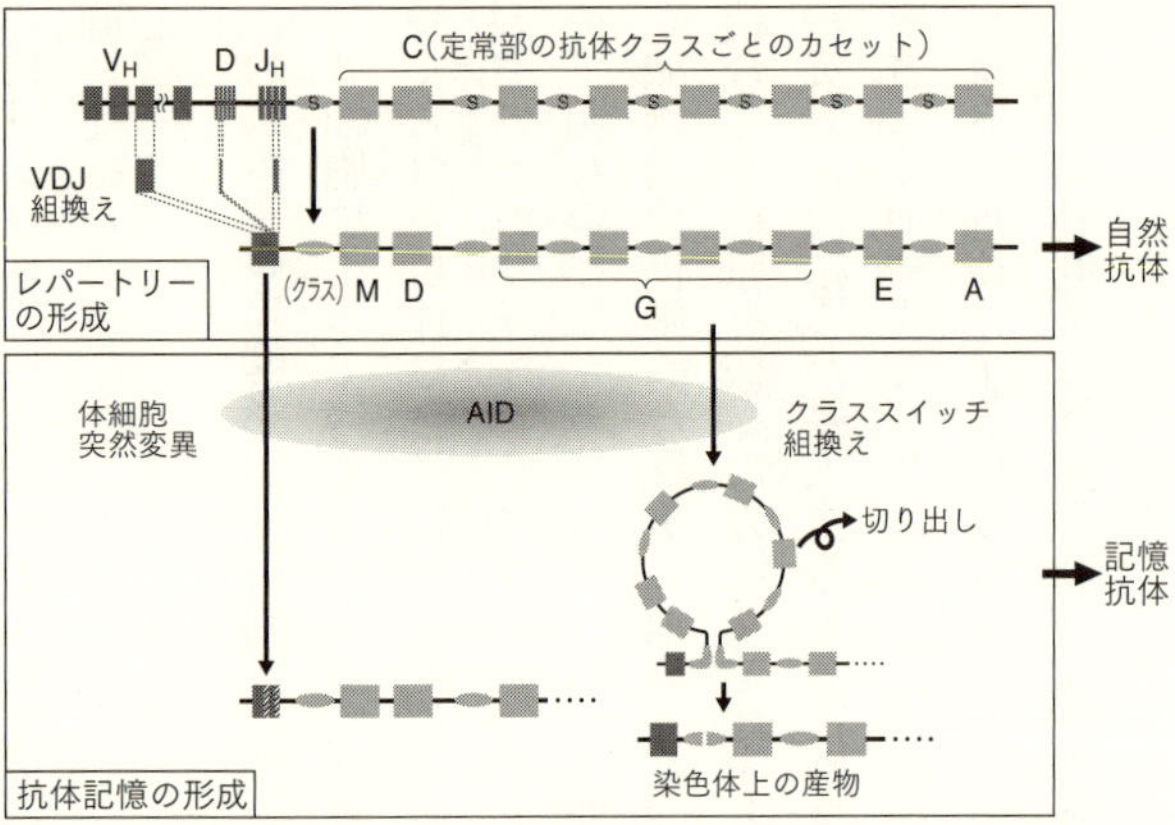

AID は抗体記憶を刻む．抗体記憶は，可変部に変異を導入する体細胞突然変異と，定常部のクラスを変換するクラススイッチの 2 つの現象からなり，いずれも遺伝子の改変を伴う．

に起こる。ランダムに生じた変異をもとにつくられる抗体の大部分は、抗原との結合に向かないものである。しかし、ごく稀にではあるが十分な頻度で、抗原との結合能力が著しく向上する抗体をつくる遺伝子をもった細胞が現れる。するとこの細胞は、表面の抗原受容体(抗体)に抗原が結合する抗原刺激によって急速にその数を増やし、これがやがて長い寿命を保つ免疫細胞(記憶B細胞)となって、抗体記憶を保持することになる。

この過程で、ダーウィンの原理が再び有効に働く。すなわち、ランダムに生じた突然変異遺伝子をもつ細胞のなかから、抗原と強く結合する細胞のみが子孫を増やし、その集団が定着することによって免疫記憶が生じるのである。

第二の抗体記憶は、クラススイッチと呼ばれる。抗体(あるいは抗原受容体)として、B細胞の分化の過程で最初に現れる抗体は、ＩgＭクラスとよばれるが、抗原刺激によってＩgＧ、ＩgＥ、ＩgＡといった抗原処理能力の異なる抗体クラスが次々に生まれる。抗体クラスはＨ鎖の定常部によって決められる。抗体は抗原と結合したあと、抗原の処理(分解や貪食)や他の炎症細胞の動員などの区別をクラスの違いによって行う。また粘膜から分泌されやすい抗体クラス(ＩgＡ)もある。クラスの変換はクラススイッチ組換えという、定常部遺伝子の交換を行う遺伝子改変による。これが抗体記憶として残り、この結果、二度目の抗原に遭遇した時、その抗原を処理するのに最も適したクラスがただちにつくられることになる。

抗体の記憶は、このように可変部に変異を導入する体細胞突然変異と、定常部のクラスを変換するクラススイッチという二つの現象からなり、いずれも、遺伝子の改変を伴う。逆にいうならば、抗体記憶は抗体遺伝子の上に刻み込まれて記憶として残るのである。

記憶の鍵となる分子ＡＩＤ

一九七〇年代までに抗体分子の詳細が明らかにされ、その後の三〇年で体細胞突然変異が遺伝子の点突然変異である確証が得られ、またクラススイッチの遺伝子再構成のしくみが明らかになった。最後に残された大きな謎は、この抗体記憶をゲノムに刻むのは〝誰か〟という問題である。

二〇〇〇年に私たちのグループは、そのゲノムに変異を刻む酵素がＡＩＤ(activation-induced cytidine deaminase)であることを明らかにした。ＡＩＤは、体細胞突然変異とクラススイッチの両者に必須であり、また、ＡＩＤがあれば必ずこの反応を引き起こすことができるという、驚くべき事実が明らかとなった。すなわち、ワクチンによって誘導される抗体記憶は、Ｂ細胞の活性化によって発現誘導されるＡＩＤによって、Ｂ細胞のゲノムに刻み込まれるのである。獲得免疫をもつ脊椎動物は、すべてＡＩＤを備えている。今日、残された課題は、ＡＩＤがいかにしてゲノムに変異を導入するかということである。

一方、二〇〇六年に驚くべき展開がみられた。ＡＩＤは、抗体遺伝子への免疫記憶を刻むという本来の役割以外に、病原体の感染によってリンパ球以外の細胞においても発現誘導され、がん遺伝子に変異を導入し、その結果発がんにつながるのではないか、という可能性が指摘された。Ｃ型肝炎ウイルスに感染した肝細胞やヘリコバクター・ピロリに感染した胃壁細胞で、ＡＩＤの発現が起こるという報告である。さらにヒトのバーキットリンパ腫と類似のマウスのプラズマ細胞腫というがんの発生に、ＡＩＤが重要な役割をすることが明らかになった。

これが事実とすると、ＡＩＤは、自らを守るという役目とともに、がん化を引き起こすという不幸な役割を担わされた分子であるということになる。免疫記憶をゲノムに刻む役割を担ったＡＩＤが、同時にがんの発生に一役を買うというのはまことに皮肉なことである。生物にとっては、生殖により子孫を残すことが最も重要である。生殖時期までに感染症で死亡することと、高齢になってから腫瘍で死亡することを比較すると、当然がんの危険性を含んでも感染症をまぬがれるほうが重要なのであろう。しかし、もしかするとＡＩＤにはさらに隠された大きな役割があるのかもしれない。

6　内なる無限——増え続ける生物種

記載しつくせぬ多数の種

この地球上には、いったいどれだけの生物種が存在しているのか。地球上の生物種をすべて網羅した記載はいまだにないので、この疑問に正確に答えることはできない。様々な推計があり、確認されているだけで約一八〇万種、未確定で他に一千万種という数字もある。リンネによる生物種の分類と記載の方式が導入されてから二百数十年にもわたって、人類が営々と記載し続けてきたにもかかわらず、記載される生物種の数は常に増え続けているのである。ブラジル赤道直下の砂漠に住む、雨期にのみ地上にあらわれる不思議なカメや魚類の新種が発見されたという報道があった。昆虫でも、新種の発見がときおり報告されている。また、よく知られているように、さきの天皇によって魚類の新種がいくつも記載されている。

近年、細菌の種類は想像を絶するほど多種多様であることが明らかになってきた。従来の細菌の分類法は、まず培養し、そこで生えてきた細菌の形や代謝系の性状をもとに記載するというものであった。塩基配列を決定して種を同定することが可能となったが、培養できない細菌については、手がつけられなかった。

ところが、細菌を培養せずにDNAを増幅し、その塩基配列を決定することが可能になり、ここに「メタゲノム」という新しい分野が誕生した。メタゲノムの手法は、ヒトゲノム解読につかわれた方法を基にしている。すなわち、多種類のバクテリアの混在物からDNAを抽出し、ランダムな断片化を行ったあと、その断片の塩基配列を決める。そのあと、塩基配列のDNA断片間の部分的重複をもとに情報科学の力で断片をつなげ、一種類の細菌の全DNAの塩基配列を割り出すのである。この方法によれば、例えば深海に棲む細菌、また地下数千メートルの地底に棲む細菌などを培養もせずに、混在物中に生きる細菌の形は見えずとも、遺伝情報を解読することができる。

細菌が秘めた大きな力

このようにして新たに見つかった細菌が、思いがけない有用性を発揮するのではないかという期待が高まっている。微生物とヒトとの関わりは、古くはアルコールや味噌の発酵に始まる。有効なバクテリアを培養することで、人類は大きな恩恵を受けてきた。近年、抗生物質の生産やビタミンの合成などにも微生物の大きな力が活用されている。さらに最近、環境保全の観点から注目を浴びている下水処理技術にも微生物が活用されているが、その正体は未だに明らかでない。このなかから強力な環境浄化能力をもつバクテリアを単離し、さらに人工的に改良して今日の地球規模の環境問題に貢献することが期待されている。

さらに夢は広がり、深海の微生物など、地上と異なる環境でも成長する微生物に、未知の可能性が期待されている。そのなかでも、生物廃材からのエタノール、ブタノールなどのエネルギー資源の生産、さらにその還元により、エチレンなどの化学工業一次産物を生産できる微生物の開発、という大きな展開の可能性のある分野がある(グリーン化学工業)。

実はこのような応用的な側面に加えて、深海の微生物、例えば深海における高温海水がふき出す周辺の微生物などは、高温・高圧下で生存が可能な種であるために、地球上における、生命の起源に最も近い状態に棲む生物ではないかと推測されている。このような微生物の解析から、ひょっとすると生命の起源を知る手がかりを得られるのではないかという期待も、多くの生命科学者はもっている。

共生細菌がもたらすメリット

微生物は、われわれの体内にも多数生息している。その多くは共生関係にある。植物においては、マメ科植物と根粒細菌の共生が特に有名である。根粒細菌のつくる窒素成分のおかげで、マメ科植物は窒素肥料を必要としない。逆に根粒細菌はマメ科植物から光合成産物を栄養源としてもらう。ヒトをはじめ、昆虫や様々な動物の腸内にも、共生する無数の細菌が生息する。

ヒトの腸内細菌は、ヒトに対してビタミンを提供したり、食物の代謝分解を助けたり、様々に有効な役割をする。一方、宿主は一定の環境を保ち、そのおかげで細菌は安定して栄養源を獲得することが可能になるので、宿主は細菌の繁殖を助けることになる。

ヒトやネズミの腸内細菌は、前節で述べた免疫系との間で、極めて重要な依存関係にあることが明らかになってきた。無菌的な環境で動物を飼うと、パイエル板などの腸のリンパ節が小さくなるなど、その動物の免疫系の発達が不十分になることが明らかになったのである。すなわち、腸内細菌の存在によって、菌体成分からある一定の免疫刺激を受けることで、全身の免疫系が発達するという共生関係にあるのである。

ヒトの腸内には、一〇〇兆個を超える微生物(ヒトの全細胞は六〇兆個)が存在し、その種類は、数百種に上る。細菌のなかには、乳酸菌のように食物の代謝を助けるようなものもあれば、その異常繁殖によって生体が害悪を受ける嫌気的な細菌クロストリジウムもある。免疫不全病態でIgAがつくれないヒトやマウスでは、嫌気性菌が異常増殖する。その結果、生体の免疫系が過剰反応を起こす。このように腸内細菌は、宿主との免疫系を通じた相互関係のもとで、一定のバランスを保っている。つまり、もちつもたれつの関係によって、私たちは体の中に多くの生命体を抱え、共に生きているということになる。

進化へのインパクト

さらに、共生細菌の研究から、進化の考えに新しい展開が生まれるようになった。その理由は、細菌相互の間で、遺伝子の交換がかなり頻繁に起こるということが明らかになったためである。
太古の進化をたどると、細菌が真核生物の祖先の細胞にもぐりこんで定着したという考えが、今日、広く受け入れられている。その名残が、真核生物の細胞がもつミトコンドリアや植物細胞がもつ葉緑体である。ミトコンドリアのＤＮＡ、また葉緑体のＤＮＡの解析から、これらが太古の時代の細菌に由来する遺伝子群であるということは、まず疑いのない事実と考えられる。

このことは、共生の一つの極限のかたちを示すものである。ミトコンドリアや葉緑体は細胞小器官と総称され、いずれも細胞の核とは異なる独自の遺伝情報（ＤＮＡ）をもっている。そして、その遺伝情報も細胞分裂に同調しながら複製され、新しい細胞小器官に受け継がれる。ミトコンドリアはエネルギーを生み出す細胞小器官として不可欠のもので、実際、ミトコンドリア遺伝子の異常によって、様々な病気が発症することも知られている。

細胞内への共生では、生命体としての独立性は失われ、宿主細胞と運命を共にすることになる。しかし情報の一部は最後まで寄生体の中に残されるが、宿主細胞のＤＮＡへ一部移ったものもあったのではないかと推測されている。

ＤＮＡの交換が新種を生み出す

ゲノム情報の交換は、有性生殖の際に、染色体の交換や交叉が起こることで日常的に行われている。微生物にも性があり、接合によって遺伝情報の交換があることも古くから知られている。一度、薬剤耐性の遺伝子が性決定因子と同じプラスミド(染色体とは独立に増殖して子孫に伝わる遺伝因子)に乗ると、たちまちにして同種の微生物に広がる理由である。

ところが、海洋微生物の研究から、異なる種の細菌の間でも、光感受性タンパク質(ロドプシン)とレチナール生合成系を含む一連の遺伝子群が、極めて似ていることが明らかになった。このことから、微生物集団のなかで、何らかの未知のしくみで遺伝子群の交換が起こっていることが示唆されている。もしこれが、かなりの高頻度で起こるならば、新しい種の誕生は、人々が考えているよりももっと高頻度に起こっていることになる。腸内とか、高温海水中とか、半閉鎖的で生命体密度が高い環境では、予想以上の頻度でゲノム情報が異種の個体間で交換されている可能性がある。

この分野の研究はまだ始まったばかりであるが、地球上の生物系のなかでは、遺伝情報を交換することによって次々に新しい種を生み出すということが、かなりの頻度で起こっているとすると、生命体の種類は、まさに〝無限〟ということになる。

7　生・老・病・死

細胞の死と個体の死

命あるものは必ず滅ぶ。これが生命の大原則である。しかしこれは、個体としての生命体の話である。大腸菌のような原核生物では、個体が生殖細胞とほぼ同一であるから、分裂を重ねることによって生命は連続し、「寿命」という概念は成立しないと思われる。したがって寿命は、多細胞生物として有性生殖を行うようになった時に、世代をつなぐ生殖細胞の連続性と個体の死との間に乖離が生じたことから始まる。

生命体の死は個体としての死であるが、個体の中で細胞の死は日常茶飯事に起こる。なかでも、アポトーシスと呼ばれる細胞死は発生過程での形態形成や免疫系の自己認識リンパ球の排除など個体の機能維持のために行われるケースがしばしば見られる。

個体になぜ寿命があるのかは不明であるが、疑いもなく、生命体の寿命も、遺伝情報のなかにプログラムされていると考えられる。生命体の基本的な特徴として、自己複製、適応性、自律性を挙げることができるが、この三大基本機能維持メカニズムのいずれかのなかに潜む有限性によって個体としての寿命は規定されているのであろう。

寿命を規定する遺伝子

寿命を規定する遺伝子を検索する研究は、近年、活発に行われてきた。ショウジョウバエや線虫などの遺伝学を用いて、寿命に関係する遺伝子が複数存在することが指摘されている。しかしながら、寿命を規定するプログラムの全貌を明らかにするまでにはまだ至っていない。細胞一個一個の分裂回数が規定されており、ある一定回数以上分裂すると細胞が死を迎え、このことが個体全体の寿命に関連するという説がある。染色体の端にあるテロメアの長さが細胞分裂によって次第に短くなり、細胞の分裂回数が規定されるという培養細胞における実験データから、細胞自身には一定の寿命プログラムがあるとする説の裏付けはあると考えられる。

しかし、すべての細胞が分裂を繰り返すわけではなく、幹細胞の存在もあわせて考えると、今日それだけですべての寿命を説明できるとは言い難いと多くの人が考えている。そのほかにも、酸化ストレスによる有害物質の蓄積により寿命が規定されるという考えや、放射線によって遺伝子の変異が蓄積し寿命を迎えるという考えもある。

線虫の遺伝学的な研究から、いくつかの突然変異によって寿命に影響を与える遺伝子が存在することは、寿命を分子レベルで解明しようとする研究者に大きな希望を与えている。しかしながら私見であるが、寿命を規定する因子が極めて少数の遺伝子であるという考えには、かなり無理があるのではないかと考えている。先に述べたように、自己複製、適応性、自律性の基本的なしくみに、有限性を秘めたしくみが組み込まれているのではないかと考えている。

生命の寿命を考える時に、近年、マスコミをにぎわしたiPS細胞の手法で、個々の臓器を再生し、次々に新しい臓器と入れ替えることによって、人は永遠に生きられるのではないかという発想をもつ人もあったように聞く。しかしながら、おそらくそのようなことは起こらないであろうし、また、生命体の歴史と特性を考えると、そのようなことを目指すことは適切ではない。具体的に言うならば、個人の脳を入れ替えるということは、およそ考えられないことである。命は、滅ぶことによってその存在が活きると、私は考える。

環境との戦い——適応が生存を決める

遺伝情報は、環境にいかにうまく適応するのかということと、環境要因からいかに逃れて一定の自律性を保つのかという、一見相矛盾する二つの目的を達成することに大きな力点がおかれている。言い換えれば、与えられた環境のなかで、個体が生き延びるために必要なあらゆるプログラムを、遺伝情報のなかに備えている必要がある。逆に言えば、そのようにプログラムを構築しえた個体、およびその集団が生き残ってきたのである。したがって、生命体の生存は、先天的な情報（遺伝情報）と後天的な情報（環境要因）との間の緊張と調和のバランスの上に成立している。

その見事な例を、免疫系に見ることができる。高等生物は感染症の防御に対して驚くべき環境対応能力を有して、抗原認識遺伝子の構造を改変することによって、未知の病原体にも対抗できるしくみを備えている。脊椎動物では、ほとんどすべての病原体に対応できるようなフレキシブルなしくみがゲノム情報に内在しており、こうしたしくみによって寿命が著しく延びたことは、疑いがない。とりわけB細胞では、環境情報である病原体の構造がそれを認識する抗体の遺伝子上に変異として刻まれ記憶抗体を産生する。

これほど劇的ではないが、環境情報である食事の質により、遺伝子にエピジェネティックな変化（配列そのものは変わらないが、修飾状態が変化することで遺伝子発現が変化すること）が起こることも挙げられる。非常に古い実験であるが、ネズミに高カロリー食を与えると寿命が短くなるという実験結果がある。また、線虫を用いた遺伝学的な研究においても、低栄養状態のほうがより寿命が延びること、また、栄養摂取に関わるインシュリン様成長因子受容体（I

GFR)とそれを介する情報伝達経路の変異によって寿命が延びることが知られている。マウスの脳でインシュリン受容体からの信号の一部を除くと一八%寿命が延びるという報告が出されたが、これまでは哺乳類では成長ホルモン—IGF1の信号が寿命に関与すると言われる。

線虫のデータを人にそのまま当てはめることには無理があるが、人においても、食事の質によって遺伝子の発現に変化が起こることが知られている。今日、代謝病として注目されている糖尿病や高脂血症、高血圧といった多くの病気が、カロリー摂取とカロリー消費のバランスによって大きな影響を受けることが明らかとなっている。いわゆるエピジェネティックな変化が生じて、環境情報が遺伝子の発現系に半不可逆的な変化を起こすと考えられる。このような例は、まさに遺伝情報と環境情報が密接な連鎖の上にあり、そのバランスの変化によって病的な状態に移行することを示している。

〈環境〉と〈遺伝子〉の狭間にある病

さて、では病気とはいったいどのような状態であろうか。病気とは、与えられた環境条件下で生命体機能の不完全な状態をすべて含むと考えることができる。その状態は、大きく二つの要因に影響される。

すなわち、生物にとっての基本的な情報である遺伝情報そのものに、生命機能を円滑に行うことができないような変異があった場合がまず考えられ、これは、いわゆる先天的疾患と呼ばれるものである。他方は、通常の環境であればまったく問題がないにもかかわらず、環境要因の変化によって生命機能の維持が不十分になる状態である。その代表例は、感染症に冒された場合である。もちろん、飢餓により人々が病に陥ることも、同様と考えることができる。

大部分の病気は、実は環境要因と遺伝的要因との組合わせで発症する。言い方を換えると、先天的にもっている遺伝情報と、環境要因から獲得する情報との間にミスマッチが存在する時、病気の状態にあるということができる。

ほぼ一〇〇％、環境要因によると考えられてきた感染症も、遺伝的要因に規定されていることが、今日、次々に明らかとなっている。例えば、長く不治の病といわれていた「ハンセン病」は、免疫系に関わる遺伝子の異常によってらい菌に感染しやすくなり、発病するということが明らかとなっている。これは、同じインフルエンザ・ウイルスに出合っても、重症になる人と、軽い症状ですむ人がいるのと似ているといえよう。

さらに感染症の例を取り上げるなら、エイズ・ウイルス（ＨＩＶ）は、たった一五個の遺伝子をもっているにすぎない。このウイルスは、宿主側の遺伝子を多数活用しながら増殖し、やがて発症に至らしめる。HIVに抵抗性の人と、そうではない人において、いくつかの遺伝子に差があることは知られている。環境の重みに遺伝的要因が加わることが、病気の発症に極めて大きな影響を与えているのである。

HIV抵抗性の個人差のなかには、かつてペストの感染に遭遇した人類集団のなかで、生き残った人がもっていたことで選択された*CCR5*遺伝子の変異があることが知られている。似た例として、マラリアと鎌状赤血球症について第1節で簡単に述べた。つまり、今日のわれわれがもつ遺伝情報は、過去の環境要因による選択の結果生じた情報集積体である。

同様なことは、代謝病についてもあてはまる。二〇万年前の現生人類の誕生直後の環境は、明らかに食料不足であった。そのような状況においては、血糖値を一定以上に保つことが生存に不可欠であった。今日のように過食が可能な世が来るなどということは、ヒトの誕生した時の遺伝情報にとってはまさしく想定外のことであった。その結果、われわれの遺伝情報では、血糖や脂質が異常に高くなった場合への備えは、必ずしも十分ではない。そのため、肥満や糖尿病、高コレステロール血症、高血圧症等々の様々な代謝病が、先進国のみならず世界中で大きな問題となっているのである。

こうした例から、病というものが、環境要因と先天的情報とのミスマッチに起因するということが、よく理解できる。

医学の使命

医学の目的は、病から人類を解放することであるが、決して永遠の寿命を目指すものではなく、天寿をまっとうできるようにすることである。これまで述べてきたように、ヒトの寿命は環境要因によって大きく左右される。事実、栄養状態、衛生状態の改善により、少なくとも先進国の平均寿命は、過去二〇〇年で倍程度に延びた。ただし、寿命があるからこその命であって、これが永遠に延びるということは、おそらくないであろう。寿命をプログラムしているしくみを理解することは、その意味において、まさに命の根源に触れる重要な研究である。

医学の使命は、病を治癒し、患者に満ち足りた思い(幸福感)を与えることであることは言うまでもない。しかしながら、第1節で述べたように、患者の幸せは、もうひとつの要素である不安感を除くことによって、初めて高次の幸福感につながる。

病める人は、死という最大の不安要因を目前にして、言いようもない不安な気持ちに陥っている。このような状況を救うのは、長く宗教の役割であった。生老病死は、釈迦が説いた人生の四大苦であるが、今日、これらがすべて医師の手に委ねられているかのような社会状況がつくられている。医師の役割が、単なる病気を治すことから、宗教家の役割をも一部包含せざるをえない状況に来ていることを、医師は自覚する必要がある。病気の治癒に専心するばかりではなく、患者の不安感をいかに取り除き、患者が真の幸福感を味わうことができるようにするかが今日の医師の使命である。しかし、一方の患者の側は医師の能力と役割には限界があることを理解すべきである。医師に過度の依存をし、病気が治って当たり前と考える患者が増加していると聞くが、大きな誤りである。医療は患者の自己治癒力を助ける側面が多いことを理解しなければならない。

生命体としての患者の生きる力が病気と闘う力の基盤である。生老病死から人は逃れられず、人は皆これを背負って一生を歩み、願わくば天寿に至る。釈迦の鋭い洞察力は今日の生命の思想にも生きている。

8　がん、細胞と個体の悩ましき相克

がんとは〈遺伝子病〉である

人類を悩ます病気のなかで、がんほど多くの人々の生き方に影響を与えるものはない。いず

れ死を迎えるとしても、がんだけはごめんだと考える人は多い。言うまでもなく、がんは多細胞生物にしか起こらない現象である。がんが悲惨なのは、体の一部の細胞が、生命体の全体としての制御を逸脱し、無限に増えることによって個体の死を招くからである。つまり、本来は体の一部である細胞の増殖が個体の死を招くという、まさに矛盾のなかで人は死を待たなければならない。

一九七一年、アメリカは月に人類を送り込むアポロ計画と同次元で、"The War on Cancer" と名付けた「がん征圧プロジェクト」を立ち上げた。ニクソン大統領のリーダーシップによりこれは法律として成立し、一億ドルの追加支出を手始めにアメリカ国立衛生研究所(NIH)に巨額の研究費を投入した。しかし、このプロジェクトは二〇年後のパネルレビューによって、一九九三年、次のように評価された。

「一九七一年以来二三〇億ドルがNCI(NIHの中のがん研究所)に投入されたにもかかわらず、分子生物学や基礎研究の進展に比べて、全体としての進展には落胆を禁じ得ない」。

巨額のがん研究資金によって明らかになった最も重要なことは、がんが〝遺伝子病〟であるということである。ただ、どの遺伝子が変異すればがんになるかについては、がんの種類によって極めて多様である。また、一つの遺伝子の変異ではなく、複数の遺伝子の変異が、がんの原因になると考えられている。

具体的にいうならば、細胞増殖や細胞分裂周期の制御に関わる遺伝子の変異、細胞に増殖シグナルを与える信号伝達物質の遺伝子変異、増殖に関わる遺伝子の転写制御に関係する遺伝子の変異、DNAの修復に関わる遺伝子の変異など、実に広範な遺伝子の異常が、がんの原因として捉えられている。

前世紀から、がんの原因として考えられてきた環境物質、例えば山極勝三郎博士によって発見されたコールタールをはじめとする、いわゆる変異原物質は、究極的には遺伝子に傷をつけ、そしてがんを引き起こす。また、ウイルスによって引き起こされるがんも、究極的にはがん化を引き起こす増殖制御に関わる遺伝子が異常発現するか、変異を起こすかによって、最終的にがん化をきたす。

このように、がんの原因解明に関しては、四〇年前と比べて格段の進歩があったことは間違いない。

「原がん遺伝子」と「がん抑制遺伝子」

家族性のがんといわれる、遺伝的背景に依存するがんが明らかになっている。典型的な例は網膜芽細胞腫(レチノブラストーマ)で、これは$RB1$遺伝子の変異により、眼の網膜に小児の時期からがんが発症するものである。$RB1$遺伝子は細胞分裂制御に関わる遺伝子である。子どもは父親と母親から同じ遺伝子を受け継ぐため、$RB1$遺伝子も一対もっているが、その一方の遺伝子に変異があるだけでは、すぐにはがんにならない。生後しばらくして、もう一方の$RB1$遺伝子に変異が起こることによってがんが発症する。すなわち、$RB1$変異を一方の親から受け継いだ子どもは一方の遺伝子変異のみでがん化するため、先天的にがんを発症する確率がはるかに高いことになる。不思議なことに全身の細胞で$RB1$遺伝子は働いているはずであるが、発症するのは必ず網膜においてである。

このように、両親から受け継いだ遺伝子の両方に変異が起こった場合にのみがんになる時、その遺伝子を「がん抑制遺伝子」と称している。すなわち、がん抑制遺伝子は細胞の増殖を負に制御しているので、片方の遺伝子が正常であれば、細胞の増殖異常を引き起こさずにすむ。

一方、一対ある遺伝子の片方に点突然変異(たった一つの塩基の異常)が起こることによって、増殖が著しく促進され、がんになることもある。例えば、細胞に増殖刺激を与えた時、その刺激を細胞内へ伝えるRasというタンパク質の遺伝子の場合がそうである。

このように、片方の遺伝子の異常でもがんが引き起こされる時、その遺伝子は「原がん遺伝子」であるという。

織り込まれた発がんのリスク

第5節のなかで、自ら遺伝子に変異を導入し、抗体遺伝子の多様性を増大させ、外敵を〈記憶〉するための遺伝子としてＡＩＤを紹介した。この遺伝子は、通常はＢ細胞のみで発現されており、その発現は厳しく制約されている。しかしウイルス感染などによって、ＡＩＤがＢ細胞以外の細胞にも異常発現されることが明らかになった。このことが、発がんに結びつくのではないかという研究があり、注目を浴びている。

ＡＩＤが異常発現すれば、Ｂ細胞以外の細胞で予想外の遺伝子に変異導入が起こってしまい、がん遺伝子やがん抑制遺伝子を傷つけることが考えられる。すなわち、ゲノムの壁を超えるための防御遺伝子が、逆にがんを生み出してしまうリスクを抱えてしまった、ということもできるのである。

がんの治療薬はどこまで進んだか

さて、アポロ計画に匹敵するほどの巨大な、がん征圧プロジェクトの推進にもかかわらず、残念ながら、がんの治療に関しては、画期的特効薬が発見された例は、極めて限られている。がん研究によって、がんの診断や予後は一九七一年と現在とを比べると雲泥の差があることは事実であるが、その大きな理由は診断法や予防法の進歩に負うところが大きい。特効薬の発見が進まない原因の一つは、がんを引き起こす原因遺伝子が、実に多種多様であることによる。すべてのがんに効く特効薬の発見は、おそらく不可能に近いと、多くのがん研究者は考えている。

がんの治療法として最も原始的な方法は、細胞の増殖を阻害する薬剤を用いることである。しかしながら、この方法では、正常な細胞の増殖をも止めてしまう。このことが大きな副作用となって、患者に重くのしかかる。増殖阻害剤は、次々に新しい化合物が開発され、当初に比べれば副作用が軽く、有効性の高いものが開発されたとはいえ、副作用のない増殖阻害型の抗がん剤は存在しない。今日、このタイプの抗がん剤に対する研究では、いかにして特異的なターゲット、すなわちがん細胞だけに増殖阻害剤を取り込ませるかという方法（ドラッグ・デリバリー）の開発に力が注がれている。

近年の抗がん剤の開発のなかで、最も優れたものにイマチニブがある。白血球の増殖因子の信号を伝えるリン酸化酵素を、特異的に阻害する薬剤である。このリン酸化酵素は、染色体転座を起こした白血球のみに特異的に発現し、その立体構造の解析から、イマチニブの化学構造は導かれた。それゆえ、イマチニブは、特異性の高い極めて有効な抗がん剤となった。このような分子の立体構造の解析から、さらにイマチニブ抵抗性の白血病の治療薬として、ダサチニブという薬剤も開発されている。基礎医学の研究が治療に直結した代表例である。この結果、白血病の患者の多くは、がん発症後の生存年が著しく延長した。

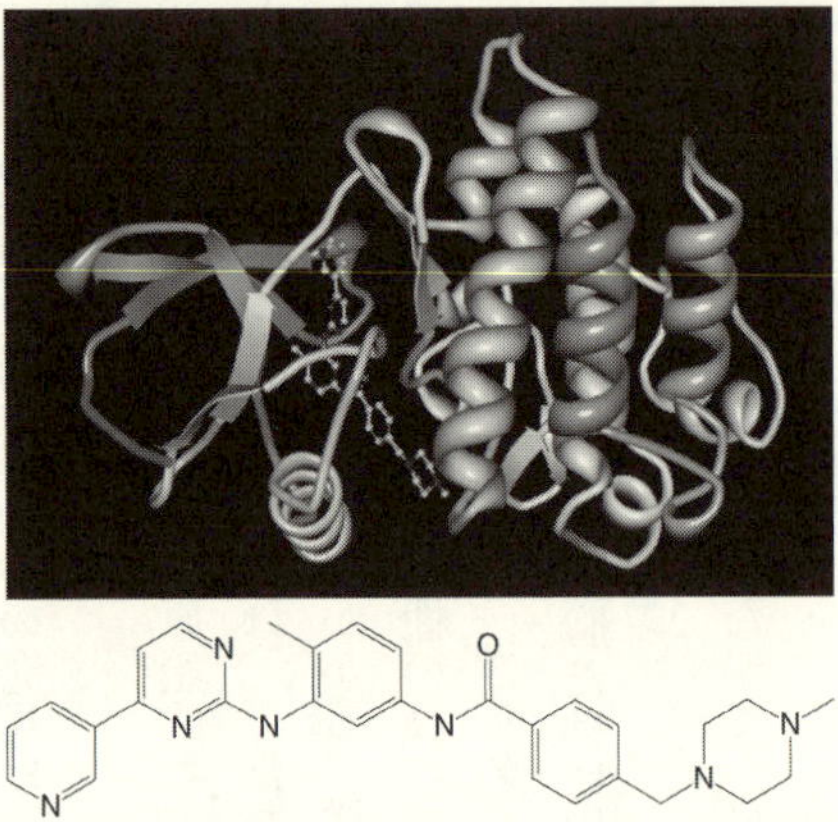
立体構造の解析から生まれた白血病治療薬イマチニブ. (上)標的リン酸化酵素 Abl と結合した時のイマチニブ. (下)イマチニブの化学構造式. (S. W. Cowan-Jacob *et al.*: *Acta Cryst.*, D63, 80–93 (2007)より)

がん免疫療法の展開

最近、注目を集めている新しい治療法として、がんの免疫療法がある。がんの免疫療法は、決して新しい試みではない。古くから、がんは体にとって異物と考えられ、これを免疫系によって排除することが可能ではないかと考えた研究者はいた。当初の試みには、例えば悪性黒色腫(メラノーマ)というメラニン産生細胞ががん化した、極めて悪性度の高い皮膚がんを用いたもので、この細胞が発現するタンパク質のなかから免疫源となる物質を徹底的に検索し、いくつかの強力な免疫賦活ペプチド(免疫系を活性化させる比較的短いアミノ酸鎖)を同定した研究がある。これらの実験は、動物レベルで一定の成功を収めた。しかしながら、人のがんに応用した場合には、必ずしも期待どおりの結果は得られていない。また、より特異性の低い自然免疫系の細胞を試験管の中で賦活化し、再び体に戻すことによってがんを克服しようという試みも行われてきた。しかし、こちらも当初の期待ほどの成果はあがっていない。

その後、がん免疫治療に対する新しい考え方が生まれた。がんが体に生じた初期の段階においては、生体はがん細胞が発現する特徴的な抗原に、長期間大量にさらされていることになる。このような状態は、免疫学的にいうと、抗原過剰による免疫寛容の状態を引き起こしやすい。免疫寛容の状態では、抗原刺激によって有効に免疫系を賦活化することは期待できない。しからば、どのようにすればがんの免疫治療が可能になるであろうか。免疫寛容を引き起こしているしくみを解除してやり、再び免疫系が活発になることが重要となるわけである。

近年の研究により、免疫系には活性化シグナルと同時に、不活性化シグナルもあり、両者のバランスがとれてはじめて、免疫応答が正しく機能することが明らかになった。これはつまり、免疫系がいったん活性化されれば、適度なところで免疫系を抑え込まないと、必ず炎症等々の副作用が生じてしまうということである。自動車にたとえるならば、アクセルとブレーキを備えてはじめて免疫系は、正常な生体防御の役割を担うことができるのである。

免疫寛容というのは、免疫応答にブレーキが入ったままの状態になった車と同じである。そこで、ブレーキを解除するようながん免疫療法が考えられて、ようやく治験レベルに到達した。

生きることの業

がん細胞が生じるのは、ヒトのもつ遺伝情報にある一定の頻度で突然変異が入ることを考えれば避けられない現象である。がん細胞は、分裂を続けて個体の機能を侵害するほど大きくならないうちは問題がない。早い段階で、例えば個体の免疫系に認識されて排除されるならば、自覚症状もなくがん細胞は消えてゆく。しかし、年齢と共にやがて個体の免疫機能も低下する。そして、長生きすればするほど、確率的にがん細胞が出現する可能性も上がる。すなわち、がん細胞の出現自身もわれわれの寿命の一部を規定する現象である。

がんは生命の三要素である自己複製、自律性、適応性のうち、適応性を決定的に欠いた細胞が個体の中に出現したものと考えることができる。がん細胞は自律的にエネルギーを獲得し、無限に増殖する細胞である。個体という環境のなかにおいて、一つの細胞がその環境からの制御を逸脱して増え続けることによって、環境自身も破壊してしまう。細胞と個体との自己増殖のための相克ともいえるがんには、生命の根源的宿命を感じざるを得ない。

9　心の理解への長い道

心は脳の働き

ルネ・デカルトが〝我思う、故に我あり〟と述べたごとく、「私とは何か」「何が私を私であると決めているのか」という心の問題は、哲学者のみならず人類共通の関心事である。「心」が脳の働きであることには、誰しも異存がないと思われる。脳は生物の進化とともにその機能を高度に進化させてきた。おそらく、最初の脳神経系は感覚器官であり、外部情報を感知し行動につなげるしくみは、光を感じて動くバクテリアやえさに向かって動くアメーバの運動などにも見られる。昆虫の脳になれば、花の蜜の存在する場所を学習・記憶し、これを仲間に知らせる能力がある。ヒトとチンパンジーはゲノムの上では九八％以上同一であろうと考えられているが、それにもかかわらず脳の容積にほぼ二倍の違いがあるということは、ヒトの脳機能が極めて高度なものであることを示唆する。とりわけ、チンパンジーと比べて、前頭葉と呼ばれる脳の統合的機能を受け持つ領域の飛躍的な拡張がヒトの特性と考えられている。

心の働きは一般に、判断力や認識力、理解力といったいわゆる理性的な活動と、感情を中心とした感性とに大別され、記憶は両者にまたがるものである。心の研究が難しいのは、そのいずれも科学的に直接測定することが困難だからである。とりわけ、動物を対象にした研究においては、実際に測定できるのは、理性・感性・記憶等々が総合して現れる行動である。測定できる行動から、それぞれの基本的な能力のしくみを推論することになる。

遺伝子改変マウスを用いて特定の分子を特定の場所また任意の時に可逆的に欠落させ、その結果、動物の行動異常・反応異常を測定する試みは、見事な成功を収めつつある。しかしながら、行動と心の間にはかなりの距離があることも、われわれは認識している。

脳損傷が教えてくれること

これまでの脳の研究で、最も大きな貢献をしたのは、おそらく、脳の一部の機能が損傷された人についての、臨床的な解析ではないかと思われる。交通事故や一部外科手術などによって、特定の場所が破壊されると、聴覚・視覚などの機能障害に結びつくことがわかり、大脳の中に特定の機能を受け持つ領域が存在することが明らかになった。

脳の機能のなかで人としての知性や人格を支配する領域が前頭葉にあると考えるいくつかの証拠がある。最も有名なものはフィネアス・ゲージという線路工事の若い現場監督の例である。一八四八年、ダイナマイトの爆発事故によって、太さ三センチメートル、長さ一メートルの鉄の棒が彼の頭蓋骨を突き破り前頭葉を貫通し大きな損傷を与えた。その後、彼は身体的には健康になったが、いわゆる人格的にはまったく別人となった。以前は極めて精力的かつ粘り強く敏腕で頭の切れる男として尊敬されていたにもかかわらず、この脳損傷の後は発作的な行為に走るようになり、頑固になったかと思うと鬱気味になるなど、優柔不断でまったく計画性のない人となってしまった。

また、一九五〇年代から十数年の間に、約五万人に対してロボトミーという前頭葉切除術が行われた。これは強度の興奮、あるいは不安性をもつ精神病患者に対して、抗神経薬がなかった時に行われた手術である。その結果、多くの人がやる気を失い、外界に対して無関心となり、物事に集中力がなく、推理したり計画的に物事を行ったりすることが困難になった。このようなことから、前頭葉に人格を維持する重要な機能が集中していることは明らかである。

さらに最近は、機能的核磁気共鳴イメージング（ｆＭＲＩ）などで、刺激に応じて活動する脳内の細胞集団を特定することができるようになっている。そのデータにより、例えば視覚や聴覚の外界刺激や思考に応じて活動する部位が明らかとなり、脳機能が部位によって分担されているという考え方が裏づけられるようになった。

さらに驚くべき知見がサヴァン症候群の解析から得られた。サヴァン症候群の人は、全体的には知的障害を抱えているが、ある特定の機能、例えば暗記力や絵画能力等において人並み優れた能力を発揮する。『ローマ帝国衰亡史』を一字一句違わず諳《そら》んじ、さらにはまったく逆から読んでみせるという記憶力をもつ話などは、サヴァン症候群の典型である。

このような症状をきたす人は先天的な場合と後天的に発症する場合とがある。この患者の解析から、左脳と右脳の連絡が重要であり、その連絡路である脳梁に損傷がある場合に右脳の部分的な機能が異常に拡張し、全体としての統合力は失われるが、個別機能が拡張されるという現象と考えられている。すなわち、個別の領域による機能分担とともに、各領域の統合経路の役割が重要ということである。

ただし、ここで注意しなければならないことは、損傷実験でわかるのは必要条件であり、十分条件ではないことである。同様のことは、著しい成果を挙げている遺伝子欠損マウス実験にもいえる。「心」を成り立たせる必要十分条件は、いかにすれば解くことができるのだろうか。

脳の活動原理

脳の活動は非常に複雑で、また高度な機能をもつことから、過去には多くの人が脳神経の活動を支える何か特別な原理があるのではないかという期待を抱いた。免疫系で発見された遺伝子組換えが脳細胞にも起こるのではないかと考えられ研究が行われた時期もある。しかし、脳活動として従来の生命科学の基礎原理を超えるものは、まだ発見されていない。

極めて一般的にいうならば、脳の活動の原理には三つの要素がある。

第一は、脳の活動は電気信号によって情報を伝えるということである。神経細胞の多くは長い突起（軸索）をもった細胞であり、その突起の長さはヒトで一メートル以上に達するものがある。このような長い細胞軸索の中を情報が伝わるしくみは、イオンによる電流である。細胞を覆う脂質二重膜は絶縁層となっており、二重膜を貫通してイオンを通すタンパク質（イオン・チャンネル）がイオンの流れをつくりだして電気変化を生み、軸索中を非常に速い速度（速いものは時速四三〇キロメートル（秒速一二〇メートル）、遅いものは時速約二キロメートル（秒速〇・六メートル））で進む。

第二に、細胞と細胞の間の二〇~三〇ナノメートル(一ナノメートル=10^{-9}メートル)の接続部(シナプス)において、電気信号は化学信号に変換される。シナプスでは、神経伝達物質(ニューロトランスミッター)といわれる分子が神経末端から放出される。電気信号は、次の細胞の受容体がそれを受けとるかたちの信号伝達に変換される。当然のことながら、シナプスでの化学信号伝達は電気信号と比べて極端に遅い。しかし、シナプスにおける伝達によって、神経信号を「興奮」と「抑制」に分別してつかうことができ、精緻な制御を可能にしている。

第三の重要な原理は、一〇〇億~一千億個存在するといわれる脳細胞が、相互に一定の回路を形成して存在することである。大脳の回路の特徴は、表面から深部に向かって層状の階層性があること、また幅〇・五ミリメートルの小さな領域がカラムと呼ばれる機能的単位をなしているということである。回路の形成は、すべて遺伝的に決められているのかどうか、また、生後の学習過程による回路の再構築があるのかどうかについては、様々な見解があるが、少なくとも生後早い段階でのニワトリの視覚神経経路等の解析から、「生後の外来刺激によって、つかわれる神経回路が選択されて残り、つかわれないものは排除される」と考えられている。さらに、解剖学的に固定された回路のなかでも、一定のシナプスにおいては、信号の伝導性を変動させるしくみが記憶に関わっていると考えられる。その代表的なものは、シナプス伝達の長期増強（LTP）と呼ばれる現象で、繰り返しつかわれたシナプスで、より効率的な信号伝達が起きる分子変化が生じ、これが記憶の分子的な基礎になっていると考えられている。

脳の情報処理

神経活動として、電気信号が基本的なメカニズムであることは疑いがない。問題は、伝えられた信号を〝認識する〟しくみが必要なことである。また、信号を〝蓄える〟しくみが必要である。さらには、蓄えた信号を必要に応じて引き出し、新しい信号と比べ、〝比較認識する〟しくみが必要である。このような一連のしくみを総称して、脳の情報処理という。

このような観点から、脳の情報処理をコンピュータのような情報処理マシンで再現することによって脳の情報処理の原理そのものに迫ろうとする試みがなされている。その場合、解剖学的な脳の回路を必ずしも基礎にすることなく、情報処理の結果が脳における認識と行動とをどのくらい反映するかというかたちで数理モデルを構築し、情報処理マシンにインプットを与え、生物現象をどの程度再現できるかで検証するというのが一般的な試みである。

もう一つの試みは、分子生物学的に解明されてきた分子や、明らかにされた神経回路にもとづいて、回路中のどの分子やシナプス活動が脳の部分的な機能を再現できるかというシミュレーション的な試みであり、今日「システム・バイオロジー」と呼ばれている研究である。このようなアプローチで成功したものに小脳の運動制御モデルがある。

これら両方向からの取り組みが、脳の中心的な課題に迫るためには必須と考えられる。

回路と機能の関係

先に述べたように、脳の基本的な働きにとって、どの細胞とどの細胞がつながっているかという、回路形成が極めて重要である。この観点から、脳のすべての細胞の連結回路図を明らかにすることが必要であると考え、ヒトゲノム解読に匹敵するほどの大規模なプロジェクトを計画しているアメリカのグループがある。

一方で、脳からの信号を取り出し、その信号でもってロボット機械を動かそうというブレイン－マシン・インターフェース（BMI）の試みによれば、脳の特定領域のなかから一定数の細胞をランダムに選んで電極を挿入し信号を取り出しても、ほとんど同じような活動を引き出せるという。すなわち、脳の神経回路は著しく重複しており、すべての神経回路網がそれぞれ必須の役割をしているのか、まだ不明である。

BMIは、これまでの脳イメージング研究が外界からのインプットを脳の各領域において可視化することを中心としてきたところから、ある意味で一歩進んで、そこから出てくる信号を機械的に拡張し、機能に結びつけようという試みである。この試みによって、脳機能自体の理解が進むとともに、一方では、運動機能障害の人々に機械的な補助装置を自己の意思によってつかえるようにできるという、医学的な福音をもたらす可能性があり、今日注目されている。

心の理解へ向けて何を問うのか

さて、このような壮大な脳研究によって、われわれの心の理解にどこまで迫ることができるのであろうか。生命科学はあくまでも一般的な原理を明らかにするものであり、一人ひとりの個人の動態を解き明かすことは不可能に近い。例えば、糖尿病になりやすいしくみを明らかにすることはできても、それは確率の問題として捉えられるべきである。心は人それぞれのものである。心が自我の確立という点において、どのようにして形成されるかという心理学的認知についての一般的な原理の解明は、やがて可能になる日が来るかもしれない。しかし、一人ひとりの心の中身を知ることは不可能であろう。例えば、脳科学の成果が人の経済行動の予想に役立つかは大きな疑問だ。「心とは何であるか」について、まず、われわれが何を知るべきなのかを明確に定めて、それに向けてアプローチする必要がある。

10　生命科学の未来

ここまで、最近の生命科学の革命的進歩をたどりながら、生命科学の研究がわれわれの世界観に与えてきた影響について考察してきた。二一世紀に残された人類の知的好奇心の最大の対象は、第一に宇宙の根源を解き明かすことであろう。これは、この世界に存在する物質の起源を探り、宇宙に果てがあるのかどうか知りたいといった大きな欲求である。一方、われわれ自身が何者であるのか、生命とはどのようにして成り立っているのかという、自己の内に向けられた好奇心も、宇宙への好奇心に劣らず大きなものであろう。人類は、この二つの巨大な疑問に答えるべく、英知を傾けて挑戦し続けるであろう。

生命科学の歩み

生物学は、一九世紀までほとんどが観察とその記載を主とした科学であった。二〇世紀に入り、やがて分析的な手法が生命科学に導入された。これは主として生化学的な手法として代謝や生体物質の化学的分析として大きな成果をあげる。やがてこれらはＤＮＡの構造とその遺伝暗号の解明というかたちで生命科学の物質的な基礎を明確に固めた。二〇世紀の後半から分子生物学という新しい潮流が起こり、その技術的革新によって生命科学は分子レベルでその機能を理解することが可能であるという研究者の確信を揺るぎないものとした。

今日、すべての遺伝情報が原則的には解明されたと考えられている。二万を超える遺伝情報から翻訳されるタンパク質はＲＮＡのスプライシングの組合わせ等により、おそらくその数倍のタンパク質を生み出し、タンパク質がまた多数の修飾を受ける。糖鎖の修飾だけでもその種類は一万から一〇万になると言われている。リン酸化、アセチル化、メチル化など、たくさんの修飾によって最終的にタンパク質の数は膨大な数になる。さらにタンパク質同士の会合、低分子代謝産物との会合がある。そして、このような多数の分子の相互作用は、異なる細胞の間でまったく同じ状態であるということはない。同じリンパ球といえど、一つひとつの細胞の状態は違う。脳の細胞についてもほぼ同じことが想定される。

このように考えていくと、生命科学を一個一個の分子に還元し、あるいは遺伝子レベルから全体像を把握しようという試みを積み重ねていくことによって、おのずと全体像が明らかにされるというのは、少し疑問であると考えざるを得ない。なぜなら、その組合わせの状況により生命のもつ複雑度はその細胞の数、10^{13}をはるかに超え、優に10^{20}に迫るほどの複雑さをもつと考えられるからである。

生命科学は、これまで物理学や化学の分析的な力によって飛躍的な発展が得られた。しかし、今後は分析のレベルが個々の分子の細かい性状や機能に集中しすぎて全体像を見失う危険性がある。生物が個としての機能をどのように維持しているのか、これまでの還元的主義の流れからようやく全体像をいかに把握するかという、最も重要な生命科学の方向がいま求められているのである。生命科学の研究としては、ひとつは生命科学を分子で捉える生命分子化学の流れと、生物学を大きな制御もしくは統御システムとして捉えていこうとする生理学の流れとが存在し、それぞれの展開が二一世紀の生命科学の方向性を決めると考えられる。

「生」を知ることは社会に多大な影響を与える

生命科学の根源的な問いは、「生きているとはどういうことか」という一言に要約される。このことにひと言で答えることは不可能である。本章では、「生命体」が生きるために進化の過程でつくり上げてきた多種多様な戦略の原理とその意味を紹介した。また、生命科学が解明を目指すのは原理的なことがらであり、個別・個体の生き様とは、違う次元の問いであることも述べてきた。

生命のしくみを知ることは、生命科学の問いとして出発しながら、実は、人間の営みのすべてにその知識が活用され影響を与えることになるであろう。前節でも述べたように、脳科学の進展により、人の行動の原理、記憶や判断活動の原理が解明されれば、当然、教育政策・教育のしくみ、また経済のしくみ、社会の成り立ちに大きな影響を与える。生きていることのしくみを解明することにより、病気の原因の解明や、治療方法の開発が進み、病気予防の方策が明らかになる。その結果、社会の人口動態や適正な医療費の確保など、政治・経済に大きな影響を与えることが予測される。

つまり、生命科学の原理を学ぶことは「ヒトの社会」を理解する上で必須といえる。したがって、文系を含めたすべての大学生に、生命科学を教養課程における必修科目とすべきである。事実、アメリカのハーバード大学ではそうしている。

地球規模の問題解決へ

さらに、生命体を用いて人類の直面する地球規模の課題を解決しようとする応用的な側面が、二一世紀には一層クローズアップされるであろう。最近の金融の混乱に見られるように、今日人類が抱える課題は、一国のみで解決できるレベルをはるかに超えている。例えば、石油資源をはじめとする希少資源確保の問題、地球温暖化にまつわる課題、食料確保に関する課題などである。地球上における人類生存の基礎である食料・エネルギー・環境すべての分野で、生命科学の果たす役割がいかに大きいかをわれわれは改めて認識させられた。

これらの課題に対応するために、生命科学がもたらす技術的な展開として、具体例を一つ取り上げたい。遺伝子組換え植物・微生物の実用化である。地球規模で考える時、例えば食料問題をとってみても、遺伝子組換え作物(GMO)を活用することにより、はるかに多くの人を飢えから救うことのできる可能性がある。しかしながら、これを受け入れようとしない人々が世界中に大勢いることも事実である。

エネルギー問題については、石油資源が枯渇するのは時間の問題であり、再生可能エネルギーが注目されている。その一つとしてセルロースなどの植物成分を基質にしてアルコール類やディーゼル油等を遺伝子組換え微生物によって生産する道を開き、さらにエネルギーのみならず、化学工業の一次原料の作製まで視野に入れた展開は不可欠と考えられる。

なぜ、遺伝子組換え作物が人々に受け入れられないのか。これまで挙げられた論点は二つある。一つは食品として体内にとり入れた時の安全性の確保の問題である。しかし、組換えトウモロコシ・大豆などは、すでに二十数年にわたってアメリカでは多くの人に食されてきたが、具体的な問題は一例もない。現在利用できる組換え作物由来の食品は、国際的基準による科学的検査により人体に悪影響があるという証拠がないものばかりである。すべての物事において科学的安全性の検証とは、他と比べて有意に危険度が高いかどうかであり、リスクがゼロであることを証明するものではない。遺伝子組換え作物由来食品は、他の食品と比べて食べることによって生じるかもしれない危険度はほとんど差がないので安全といえるだろう。

第二の論点は、環境への影響である。人為的な遺伝子組換えにより生じた植物が著しく繁殖し、生態系に影響を与える危険性について危惧する意見がある。しかし、これまで広範に栽培された遺伝子組換え作物がそのような性質を示した例はない。その種子は世界各国に穀物として輸出され、その輸送過程でこぼれて各地にばらまかれているが、どこにも異常繁殖の例はない。しかも、遺伝子改変植物に不稔性を導入し、著しい繁殖を不可能にすることも可能である。

そもそも遺伝子組換えは、技術的には新しいが、現象的には生物が始まって以来、つねに繰り返され自然界で行われてきたことである。今日でも、バクテリアにおいては、種間の遺伝子交換は珍しいことではない。

いわゆる作物としての改良品種は、交配を何代も重ねて作物として有利な形質を選び出したものであるが、遺伝子組換えはそのプロセスを極端に短くする技術である。

遺伝子組換え作物は科学的には安全であるが、一部の人々の意識として安心ではない。私は、人類の未来の展望をひらき、地球規模の問題を解決するために、遺伝子組換え作物の一層の改良と有効利用を推進する必要があると考えている。もちろん、食品に関しては、食べることを強制することはできないが、食べることが科学的(栄養価が高い)、嗜好的(美味)、経済的(安価)あるいは政治的(食料確保の安全保障)に有利となる状況をつくることが大切であろう。

遺伝子組換え作物は、一国のみの問題として捉えるのではなく、世界規模の問題を解決へと導くなかで、その方向性を決めるべきである。明確なストラテジーを立て、コンセンサスを得て、説明責任を果たしながら、道筋を見出していくべきである。

生物としての人類の未来

本章で私が最も強調したかった生命の思想は、生命は遺伝子を基礎とした独自の枠組みのなかで、限られた遺伝子を用いながら驚くべき多様性を発揮できるということ、またその遺伝子そのものがダイナミックに変化し、環境との相互作用のなかで今日の生物種が生み出されてきたという進化の原理である。ひと言で言うならば、メンデルの法則とダーウィンの進化の原理を遺伝子レベルでしっかりと理解することが「生命の思想」の理解への一番の近道である。

生命体としての個はやがて滅ぶ。また種としての人間も滅びる日がやがて来ることを覚悟しなければならない。人類が生物としての未来を切り開くためには多くの困難が立ちはだかっている。今後の環境の変化に種としての人類がどれだけ適応できるかはまったく予想がつかない。一方でわれわれ一人ひとりの生をどのように完結するかという観点について、生命科学が教えてくれることが多数ある。繰り返し述べるが、永遠の生を目指すことは無謀なことである。限られた寿命をいかに有意義に、また充実して生きるかが大切である。

生命科学からわれわれが学ぶことは、われわれが幸福を感じるような生き方自身が生命の在り方に適応しているということである。幸せな状態で一生を送り、生をまっとうすることが理想である。しかし、すべての人が幸福感を満たすことは現実的には不可能なことと言わねばならない。欲望充足型の幸せを追求することがかえって、周囲にも自らにも不幸をもたらす例は枚挙にいとまがない。不安解消型の幸福を追求する一つの手段として宗教が存在することは述べた。しかし、宗教の役割が過大になることによって人類の知的活動に制約を与えるような状況は、宗教の役割を逸脱すると言わざるを得ないであろう。今日の生物種が神によって造られたというインテリジェント・デザインなどの考え方と生命科学はまったく相容れない。一方、サムシング・グレートというような力が宇宙誕生の時に働いたのかどうかは、想像を絶する。

例えば、生命の起源としてアミノ酸が宇宙から飛来したという仮説が次第に有力視されてきているが、これを大いなる意志の働きと考えることは科学的ではない。

大脳機能を著しく発達させた人類のもつ好奇心が、本節の冒頭に述べた二つの方向へこれからも展開していくことは間違いがない。好奇心の追求としての科学は、また人間の活動として限界があることにも気づかねばならない。科学の進歩によって人類がすべてを明らかにできると楽観的に考えることはできるであろうが、またそのようなことが本当に幸せなのかということを考えてみることも大切であろう。科学と宗教にはそれぞれの役割があり、またそれぞれに限界があることを認めた上で、異なる方法と局面でいずれも人の幸せに結びつくものでなければならない。

第4章　社会のなかの生命医科学研究

現代の生命科学の置かれた位置

第3章では、どちらかといえば理論的な考察を行ったが、この章では、具体的に、いのちのしくみを理解し、その成果を社会に還元するメカニズムについて考察したい。

私の学生時代、といえば一九五〇年代になるが、その頃、生命科学は最も遅れた自然科学と考えられていた。同級生で物理学専攻の学生から、生命科学のような遅れた学問に、君はよく一生を捧げられるねと皮肉を言われたのを、今でもよく憶えている。私は、負け惜しみもあり、そもそも生命科学が遅れているのは、生命の複雑な現象を担う分子や細胞について解析できるような技術、すなわち物理学や化学の進歩が不十分だから今の状態にあるのだ、と反論した。

事実、その当時、生命科学といえば一九世紀に始まった観察や分類から、次第に遺伝子の概念が構築され、ようやく五〇年代に入ってDNAの構造が明らかになった。いわゆるサイエンスとしての生物学が産声を上げ始めた頃といえるだろう。

その後、生命科学は飛躍的な発展を遂げることになる。その原動力となったのは、組換えDNA技術、遺伝子破壊技術、DNA塩基配列の解読技術、顕微鏡の進歩、タンパク質構造解析法の進歩と、当時は想像もできなかった多くの技術革新である。こうした技術開発によって、今日、生命科学は最も魅力ある学問分野となったと言っても過言ではない。

テクノロジーの進歩によって、生命を要素に分解し、その機能を一つ一つ分析していくという、いわゆる還元的な手法は全盛期を迎え、生命を分子で理解したいという、かつての夢は現実となった。私の負け惜しみも、あながちデタラメだったわけではないと、今さらながら五〇年以上昔のことを懐かしく思い出す。

今日の生命科学には、テクノロジーの進歩によって得られた、還元的な要素分析型の成果を再構築して、生命体としての有機的複合体にどのように還元できるか、という大きな課題が待ち受けている。しかも、この課題に対して具体的にどのように研究を行うことができるのか、未だ明確な道筋は見えていない。ひと言でいうならば、分析から統合への時代になったというのが、今日の生命科学の置かれた立ち位置である。

生命科学と医療のあいだ

生命科学の急速な発展により、「生きるとは何か」という従来の素朴な研究領域が、どのようにして病気を治すかということに直結することとなった。今日、生命科学と医学とのあいだには、境界がなくなったのである。

医学研究は、狭い意味ではヒトを対象とした、病気を治すための研究であるが、当然、生命の原理を動物モデルによって学び、その応用としてヒトへの展開が可能になる。また、医学を現実の病人、すなわち患者さんに応用する、いわゆる社会実装が医療である。生命科学から医学、医療までが、ほぼ一体的に展開する時代となった。

このようななかで、政府は確実な投資効果を求めて、生命科学の研究が何らかの医薬品の開発、あるいは医療機器の開発につながるようなプロジェクトに多額の投資を行っている。この傾向はこの一〇年、とりわけ国立大学法人化が進んだ以降に強く、研究投資のパターンが大きく変わった。かなり性急なリターンを求める研究開発投資が行われているような気がする。

生命科学の進歩の果実を社会に還元することは、すべての研究者の願いであるが、実は、そう簡単なことではない。

第3章にも述べたように、人は皆、必ず死ぬ。そして、人は皆、健康長寿を求める。これほど強い社会的ニーズはない。社会のニーズに応えるのが政府の役目であることはもちろんであるが、薬の開発ができそうなところにだけ研究費を投じて、果たしてこれが可能であろうか。

なぜ、このような誤解が生じるかといえば、多くの科学技術政策の決定に関わる人々が、生命科学の特性を十分に理解せず、これまで長く日本の資本主義の発展を支えてきた重厚長大型のエンジニアリングと、巨大化学プラントに見られるような、いわゆる理工系の考え方で学問が進むと考えているためではなかろうか。

物理化学の分野では、基本原理が明らかになると、それを実装していくための一定の将来予測が可能である。例えば小惑星探査機「はやぶさ」をつくり、仕上げるというプロジェクトが計画されるとすれば、「はやぶさ」にどのようなミッションを与えるか、そのためにどのくらいの大きさで、どのくらいの推力のロケットをつかうか、また情報収集と制御のしくみをどのようにするか、といったデザインを、今日の知識と技術で設計する。さらに、今日の技術で未解決の部分に新たな研究と工夫を加えて、プロジェクトが完成する。

ところが、生命科学で何か病気を治すというプロジェクトを立ち上げる場合には、そのようなデザインは誰も描けない。事実、アメリカでは国家戦略プロジェクトとして、月探索に次いで、がん征圧が掲げられたが、ついにそのプロジェクトは、自らのレビューによって失敗であったと述べられた。その後、数十年を経てアメリカは、がん免疫療法によってがんの克服を図るという新たなプロジェクトを立ち上げている。この場合には、明確な原理が発見され、その応用も実証された段階で、これを改良・工夫するというものである。

生命科学では、様々な病気について、これを何年間で克服しようというプロジェクトは、まず成立しがたい。なぜそれがダメなのであろうか。生命科学の原理中の原理、遺伝子の暗号が解読され、そこからRNAに転写が行われ、その結果として機能をもつタンパク質に翻訳されるということを理解したからといっても、生命のしくみの理解とはまだかけ離れているからである。

前章でも述べたが、その要因は、生命科学の膨大な要素の複雑性・多様性、それに加わる階層性にある。

大雑把な計算をしてみると、われわれには、約二万個(2×10^4)の遺伝子があるとされている。その各遺伝子が転写される。その時に転写されるRNAは、一対一の対応ではない。一つの遺伝子が、意味をもつ領域(エキソン)をつなぎ合わせるかたちでRNAに転写されるが、その場合の数は、それぞれについて軽く一〇種類ぐらいはあると考えられる。おまけに、われわれが遺伝子といっているものの数は、タンパク質か、あるいは何らかの意味をもった領域のことだけだが、従来は意味がないと思われていた領域から、遺伝子数と同じくらいの数の未知の情報をもった分子が次々と見つかっている。

さらに、翻訳されたタンパク質に至れば、そのタンパク質にはリン酸化、アセチル化、糖鎖付加などの修飾が起こるうえに、タンパク質同士が複数個会合して、新たな機能分子となる。つまり、組合わせの力が働く。大雑把にこの段階で、10^2〜10^4の多様性が加わることは想像に難くない。

次いで、これらの基本要素はすべての細胞で一様に発現されているわけではない。細胞の種類、例えば筋肉の細胞、肝臓の細胞、免疫細胞によって、つかわれる遺伝子と、つかわれない遺伝子が明確に区別されている。この遺伝子発現制御に関わるしくみには、DNAの修飾、DNA結合タンパク質であるヒストンのメチル化やアセチル化、また遺伝子の発現制御部位に結合するタンパク質およびその修飾、遺伝子が発現されたプロダクトが再び遺伝子の発現にフィードバックする現象が知られている。このレベルでも優に10^4〜10^5の複雑性を考慮する必要がある。

さらに問題を複雑にしているのは、このような遺伝子発現の結果つくられた酵素が、体の中の低分子化合物、アミノ酸や炭水化物、脂質を代謝する。体の中に存在するこのような低分子化合物は、少なく見積もっても万のオーダーである。そして、この代謝物がタンパク質と複合体をつくり、遺伝子の発現や代謝調節に働く。

これらの多様性は、体中に10^{13}個ある細胞一個一個で違うと言っても過言ではない。例えば、同じ免疫細胞でも、活性化された時と、そうでない時では、その遺伝子の発現状態はまったく異なる。このような多様性を数量化することは、不可能に近い。最も大雑把な推論をしたとしても、10^{20}ぐらいは当然あって不思議ではない。その一個一個の動態すべてが意味をもつのか、一部は無駄で重複性があるのか。これも、明らかではない。

しかし、このような驚くべき階層性によって保たれた、多重の安全装置を備えたしくみが、まさに「生きる」ということになる。私には、人工知能で生命現象が理解されるという情報科学者の希望的観測は、いつになったら達成できるのか、予測もつかない。ごく一部の機能を代替することは可能とは思われるが。

したがって、このような不確定要素の多い生命体のなかで、何が異常で、どのような病気が起こるかは、調べてみないとわからない。また、そのような異常が起こった時、どうすれば病気が治るかも、多くの場合に試行錯誤である。

しかし、それでは生命科学の研究は無駄かというと、そうではない。私は、デザインされた科学ではなく、偶然性の高い科学というのが生命科学の特色だと考えるので、なるべく広く、多様な可能性を追究すべきだと考える。そのなかから、思いもかけなかった発見が、やがて医療のシーズにつながってくる。さらに新しい制御理論が情報科学にもインパクトを与える。

手前味噌で恐縮であるが、私が発見したＰＤ−１は、今日、がん免疫療法の中心ターゲットとなり、世界中の製薬企業が研究開発競争に血眼となっている。一九九二年に私たちがこの分子を発見したのは、まったくの偶然であった。さらに六〜七年の研究の末に、これが免疫系の負の制御因子であることがわかり、がんの治療に応用できると考えた。まったくの幸運により、今日これが臨床応用につながっている。このことは、第2章で既に述べた通りである。

当初、何らかの病気を治すということからスタートせずに、原理の解明を目指した生命科学研究から大きな展開を見せ、重要な病気の治療に貢献した例は枚挙にいとまがない。しかし逆に、「この病気を治す」ということにターゲットを絞って大金を投じた成果は、これまでの歴史のなかでは、あまり大きなものがないと私は考える。

医療・生命科学の社会実装

これまで生命科学の特性としての多様性と階層性について述べてきたが、これが医療としてヒトに応用される時点で、もう一段階の多様性が加わる。それは、実は人間は一人ひとり、皆、異なる遺伝子をもっているということである。

また、人間は一人ひとり、異なる環境と生活習慣をもち、また、その住む地域の気候や風土も異なる。生命科学の延長、あるいは今日、一体的に考えられる医療の問題は、この点を十分に考えなければならない。

医療を行うということは、医師は一人ひとりの患者と向き合う、すなわち、Aさんに効いた治療法がBさんにも同じように効くのかどうか、あるいはAさんには現れなかった副作用が、Bさんには現れることもある、といった問題に対することになる。また、社会のなかにおける医療としての意義づけが、その社会制度、環境、文化のなかで異なることにも注意しなければならない。

例えば、人工妊娠中絶は、日本では少なくない。しかし、世界的にみれば、これに対して激しい宗教的な反対があることも知らなければならない。また、そのような社会的状況を考慮しながらも、個人個人の患者の希望、またその病態を考えあわせながら、医師は判断しなければならない。

ここにおいて、医師に課せられている役割は、単なる医療技術者の枠を超えるものである。譬えてみれば、釈迦が四苦とした生老病死、このすべての局面に医師は携わり、そしてその問題に対しては、一般解ではなく、それぞれ特殊解として解決していかなければならない。

生命科学と医療が、一体的に捉えられるなかで、医療の特殊性ということも十分に評価され、そしてそれを国民が理解し、個人の健康と社会の調和を目指すことが必要である。

医学研究への投資

既に述べたように、国の生命科学の研究への投資が大きく出口志向になってきた。国家戦略などにより、何らかの成果物につながるようなプロジェクト型の研究に、高い割合の研究費が投じられるようになってきた。

しかし、生命科学の偶然ともいえるような発見は、PD-1の例をとっても一九九二年に始まり、動物モデルでのがん治療が二〇〇二年、ヒトへのPD-1抗体の投与が承認されたのが二〇一四年、すなわち、つごう二二年の歳月を経て初めて、いわゆる「役に立つ」成果として社会貢献することになったのである。

もし、このような長期にわたる研究の流れのなかで、役に立つところの部分だけに絞った研究費の投資を行うとすれば、たちまちにして、日本からシーズが枯渇し、あっという間に基礎体力がない生命科学の後発国になるのではないかと危惧する。

実は、私が総合科学技術会議の議員をしていた頃(二〇〇六〜一二年)、日本の科学技術関係予算は四兆〜五兆円で、科学研究費補助金は二千億円程度(一八九五億〜二六三三億円(基金化

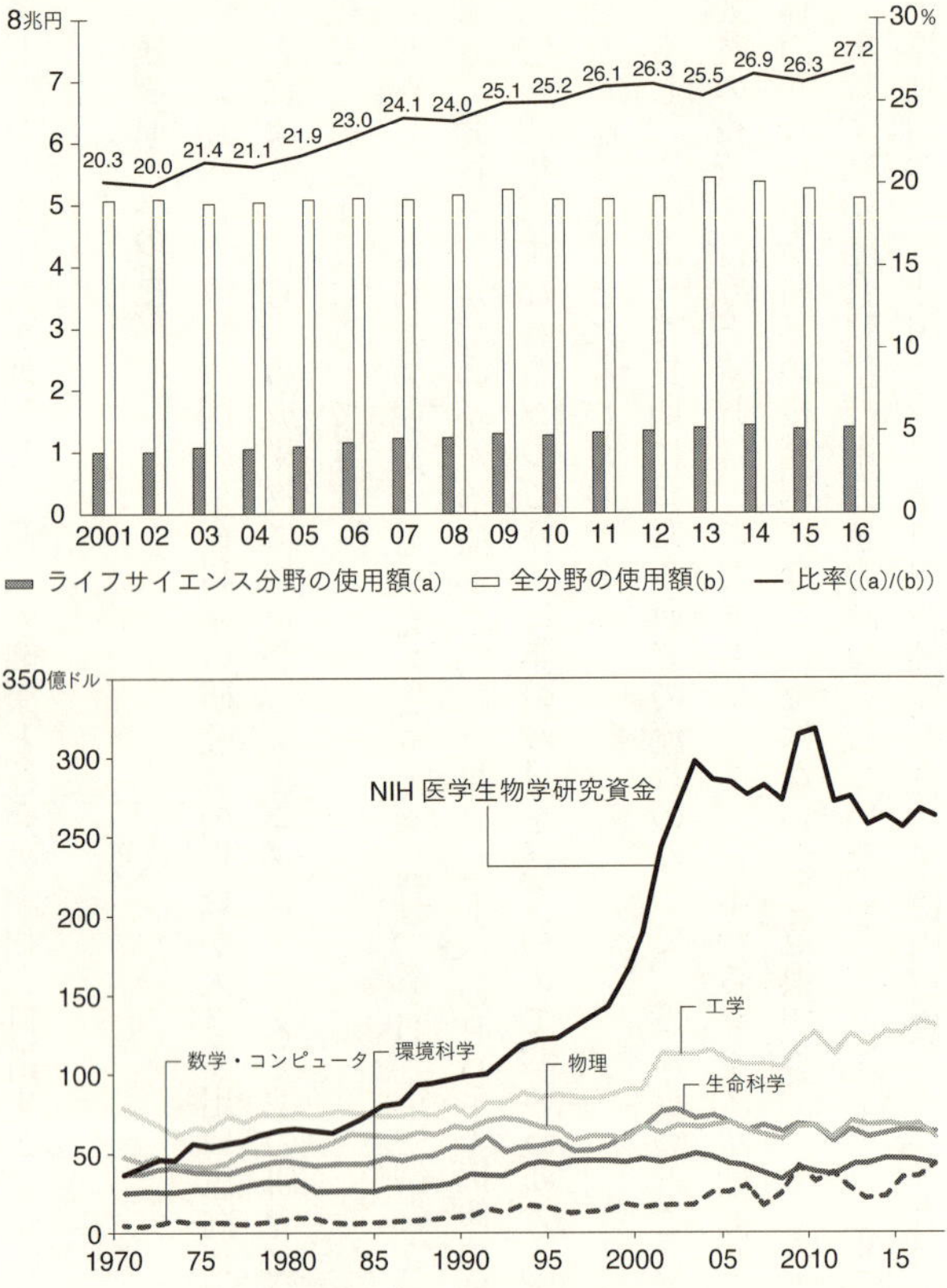

ライフサイエンス分野における研究費使用額の日米比較．（上）日本ではほぼ横ばい．大学等および非営利団体・公共機関を含む．総務省統計「平成 30 年科学技術研究調査」第 4 章，p. 11 より．（下）アメリカでは医学研究資金が大きな比重を占める．総務省統計「平成 30 年科学技術研究調査」第 4 章，p. 12 より（一部簡略化）．

に伴う増分を含む))、そのうち生命科学関係は三〇%程度であった(内閣府による)。ところが、アメリカでは、科学技術予算の六〇%が生命科学に投じられていた。しかもそれは、NIH(アメリカ国立衛生研究所)という一つの窓口を通して全米の研究機関に対し、医学研究のみならず、基礎生命科学の研究まで十分な目配りがなされていたのである。

ごく最近、二〇一八年の日本国際賞を受賞したマックス・クーパー博士にお会いして、お祝いを述べた。彼は、免疫系におけるB細胞の存在とクラススイッチ現象を最初に見つけた人として有名であり、私のよき先輩であり、また長年の友人であるが、彼は現在、八五歳である。彼の主な研究は、進化のなかで免疫系が獲得免疫系として新たに誕生したかたちを今に伝えるヤツメウナギにおける、抗体遺伝子の再編成、またT細胞受容体の再編成についてである。これらの研究からは直ちに医薬品の開発につながるとは思えないが、彼は、最近、NIHのグラントをさらに五年受けることができることになり、九〇歳を超えても研究を続けたいと述べている。

振り返って日本を見る時に、このような基礎生命科学から医薬品開発などの出口までを一貫した視点で広く眺めて研究費を出すところは、残念ながらどこなのかはっきりしない。

二〇一五年に日本医療研究開発機構(AMED　Japan Agency for Medical Research and Development)という新たな組織が、日本版NIHと称して創設されたが、これは文字通り出口開発にフォーカスした生命医学の研究資金のファンディング・エージェンシーである。そのほかに、科学技術振興機構(JST)と日本学術振興会(JSPS)という、どちらかといえば基礎的な生命科学に資金を出す二つのファンディング・エージェンシーがある。これらを統合して、生命科学全体の方向性の舵を取るところは存在しない。

私が総合科学技術会議議員を務めた時は、総合科学技術会議が科学技術政策の司令塔として、ライフサイエンスも含め、すべての科学技術の大きな枠組みを、五年ごとにレビューをしながら出していた。しかし、二〇一六(平成二八)年に発表された第五期科学技術基本計画によれば、生命科学は完全に欠落しており、誰が生命科学の方向性をきちんと指し示すのか、システム自体が崩壊したと言っても過言ではない。

繰り返し述べているように、生命医科学では基礎的な生命現象が微生物で見つかったことが、薬品の開発につながることは珍しくない。最もよく知られた例は、今日、世界中の多くの研究者がつかっているCRISPR-Cas9《クリスパー・キャスナイン》という遺伝子改変システムで、これは微生物の研究から生まれたものである。今日、あらゆる生命医科学において、この技術の恩恵を受けない分野はないと言ってよい。この技術はすでに畜産食料品開発に広く応用されている。

日本以外のいわゆる先進諸国では、生命医科学は一体的に捉えられ、全体として研究の進展が図られているが、日本のこのいびつな出口志向を見る時、日本の生命科学の将来に大きな危惧を感じざるを得ない。

生命医科学研究における競争

生命医科学の分野は、今日、急速に発展している分野であり、新しい知見が次々に生まれている。また、未知の領域が大きい。

一方、物理学の特に素粒子物理学などの分野では、問題点がかなり整理され、多くの人が「この問題を解決すれば次の展開が開ける」と考えるポイントが共通に認識され、あとはその問題点を解決するに足る強力な装置をつくり上げ、実験をするという手順になる。そしてそれは、論文に何百もの人が名前を連ねるような、共同研究としての体裁をとることになり、「競争」というよりは「協調」が科学の大きな推進力になる。あえて言うなら、どこの国がそれだけの装置を先につくるかということが競争になる。しかし、私の視点からすると、そのレベルの競争はあまり意味がなく、国際協調で世界のどこかに一つの装置をつくることで十分ではないかと思う。

これに対して、生命医科学は膨大な多様性のなかで、いまだに「ここに何かがある」という嗅覚の独創性が求められる。それぞれが、自分の感性で「ここだ」と思うこと、あるいは新しい方法を開発しながら、オンリーワンとしての研究を展開する必要がある。

問題は、このレベルの研究にもかかわらず、必要な研究費が高額になっていることである。私が研究を始めた頃に比べて、必要な装置は、DNA塩基配列解読装置、細胞分取装置、メタボローム解析装置、顕微鏡など、あらゆるものが高額になり、たとえ測定だけ外注しても数百万円の研究費をもらったくらいでは手も足も出ないという状況である。

現実には、日本における生命医科学への配分はアメリカに比べて明らかに低い。そこで、この分野における研究費獲得の競争は激烈を極める。また、研究者の数は増え、中国をはじめとする新興国の追い上げもあり、論文発表に要するデータの量は、一〇年前と比べて一桁多いというのが実感である。

こうして、いわゆる有名誌に論文を発表し、それにもとづいて高額な研究費を獲得し、生き残っていくことが、多くの若い生命医科学の研究者に課せられた圧倒的なプレッシャーとなって存在する。私は、有名誌に発表されている論文の八割は、一〇年後には誰も読まない論文であり、半分以上は間違っている論文であると感じており、私自身は有名誌に発表すること自体にまったく意義を見出していない。しかし、世の中の多くの人は論文の中身を自分で評価できないため、雑誌の名前のほうが中身より重大だと考えていることが、多々ある。

こういう環境のなかで、由々しき問題であるが、研究の捏造の問題が報じられることがある。研究者が、自分のデータの信頼性を失わせる、すなわち、研究者としての自殺行為にまで手を染めるほど、研究者にかかるプレッシャーはきつい。このようなことをして、長くばれないと思う浅はかな研究者が、そのようなことに手を染めるようになるのではあるが、しかし、そこまで追い詰められた研究者がかなりの数いるということも、重大な問題である。

私は、JSPSの科学研究費補助金(科研費)の制度設計に携わる、学術システム研究センターの所長をしばらく務めていた(二〇〇四〜〇六年)。そこではまず、科研費の改革を提案した。当時、科研費は一五五〇億〜一六一〇億円の予算で、それを全分野の基礎研究に配分していた。私は、五千億円に増やし、研究費の単位を一件あたり三千万円から一億円のあいだに段階的に設定し、件数を減らすことによって審査の精度を上げることを提案した。

もちろん、この金額は分野のニーズによって変わるべきである。したがって、全分野を同一の方式で審査したり、配分をすること自体が間違いである。私の提案は、主として生命医科学の分野での話であるが、この提案は、必ずしも歓迎されたわけではない。ごく最近行われた改革によれば、実は改悪とも思われることが実施されてしまった。

それは特別推進研究という、年間一億円程度の最も高額なる研究費で、全領域で毎年一〇件足らず選択されていた。私はこの研究費を大変長くもらい、このおかげであらゆる研究を展開することができたが、最近の科研費改革によれば、この研究費をもらうのは一人が一生に一度だと決めたという話である。私は、早速JSPSに抗議文を書いたが、もちろん返事はない。ちなみにNIHのR01といわれる一般的なグラントは、一口三千万円程度で、それで一つのプロジェクトが遂行される。

生命医科学の発展を担うなら、良い意味での競争、良い意味での評価が行われ、それにもとづき研究を行えるレベルの研究費が、多くの多様な基礎生命医科学の研究者に配分される環境をつくるべきである。

この原稿の校正段階で来年度予算で一〇年ぶりに科研費が百数十億円増額されるというニュースが流れた。まことに良い話だが、科研費改革がそれだけ求められることになる。

国民の生命医科学への理解を深める

これまで述べてきた内容は、一般の読者にとっては必ずしもなじみが深いことではないと思われる。生命医科学の研究の特性、その意味、社会とのつながりを国民が十分に理解することによって、初めて生命医科学への研究支援が活発になるのではないか。

日本では、いわゆる国民からの寄付金による研究支援の割合が、他国に比べて小さい。特にアメリカにおいては、様々な病気の患者団体が、その病気の研究に資するように、巨額の寄付金を集め、財団を立ち上げ、研究資金としてつかえるようなしくみがある。このような状況が生まれるためには、多くの国民に、研究の進展状況や、何がいま困難であるのか、どうすれば研究が進むのかについて、理解を深めてもらうための努力が必要である。

もちろん、研究者が直接市民に訴えかけることも重要である。その点、山中伸弥教授は、自らその役を買って出て、iPS細胞研究所への寄付を集める努力をしておられるが、社会全体にまで広げるためには、研究者だけの力では限界がある。私も最近、若手研究者の育成のためにノーベル賞の賞金と今後得られる予定のオプジーボの特許料を寄付して「有志基金」を京都大学に設立した。すでに高額の寄付が寄せられ感謝している。

私は、従来から、日本における科学ジャーナリズムの強化が不可欠であると考えてきた。過去数十年にわたって、様々な科学ジャーナリストにお会いし、話をしてきたが、残念ながら、中身を十分に理解してくれる科学ジャーナリストは極めて少なかった。さらには、スペシャリストとはいえず、去年まで〝サツ回り〟をしていた人が、突如として医療担当になったと言って質問に来るという例が、新聞社の記者には数知れないほどあった。

このような日本の科学ジャーナリズムの人材不足は、いろいろなところに弊害を与えている。最も大きな問題は、きちんとした評価がされず、一方的な宣伝や活動を鵜呑みにした、いわゆる誤報もみられることである。日本のマスコミの、閉鎖的な性格と国際性の欠如、科学的な判断の欠如は、日本国民が生命医科学への理解を深めるうえで、極めて大きなネックとなっている。典型的な例として、STAP細胞事件や、ヒトパピローマウイルス（HPV）ワクチンをめぐる報道が挙げられる。

たとえば、数年前に世間を騒がせ、理化学研究所の理事長の交替や自殺者まで出したSTAP細胞騒動は、なぜ起こったのであろうか。この論文自体についてはその発表直後に、この論文には大きな欠陥があり、私としては信じがたいという論評を書いた。ところが、マスコミはテレビ、新聞で一様にSTAP細胞がiPS細胞よりも簡単に細胞の初期化が起こる大発見だと騒ぎ立てた。もし、客観的に冷静な新聞報道が行われていたなら、あのような悲劇は起こらなかったと私は確信している。野依良治理事長が退任する理由は全くなかったはずだし、ましてや笹井芳樹君という有能な研究者が日本から失われるような悲劇は起こらなかったはずだ。

このようなことを繰り返してはならない。

さらに、その後、世界中で効用が認められ副作用に関しては明確な根拠がないとしてつかわれているヒトパピローマウイルスに対するワクチン投与が、精神疾患などの不特定な障害をもたらすという被害者の人々の強い訴えに一方的に肩入れした報道によって、事実上ストップしたことも大きな問題である。このような予防に関わる医療政策を、明確な科学的根拠もなく変更させるということは、先進国ではあり得ない。また、このワクチンは世界中でつかわれ多くの国でその明確な効用が示されており、WHOからはわが国に対してこのワクチンの再開を勧告する決議が出ているほどである。日本産科婦人科学会や日本小児科学会ではいずれもワクチンが早く国の勧奨に戻されることを期待しているが、マスコミはその後一向に自分たちの非を認めようとしない。誠に残念なことである。

私自身の例を挙げると、私が総合科学技術会議の議員の時に、がんワクチンのプロジェクトへの国費の投入が、臨床試験第三相に対してなされようとした。これは薬の有効性判定の最終判断であり、通常は企業が行うものである。少数制での有効性判定は第二相試験までで行い、もしそこで有効性が見られたら大人数の第三相試験に移るが、第二相での有効性が示されていれば、どの製薬会社でも、そのがんワクチンに巨額の投資をすることにやぶさかではないはずであるが、これを国費でやるようにという提案が、政治的なルートで上がってきたのである。私は大反対をした。これに対して、貴重な研究に資金を投入することに反対する悪徳議員として、日本中のマスコミに叩かれた。この経験からも、日本のマスコミの科学的な内容への理解のレベル向上が非常に重要であると考える。

そこで、私の切なる希望であるが、国民の理解を深めるのには、新聞社に所属する科学記者ではなく、独立のサイエンス・ジャーナリストを育成し、その人が新聞社の依頼に応じて、トピックスに関しての記事を書くというかたちは考えられないか。そのようにして健全な生命医科学ジャーナリストを育成することがベストではないかと考えている。

その理由は、生命医科学が極めて複雑であり、一年や二年で中身を理解し、きちんとした記事が書けるような領域ではないからである。大学院を終えた、あるいはポストドクトラル・フェローの経験をした研究者が、その知識を活かしながらジャーナリズムに転向する道が、もっとあってもよいのではないかと考えている。

第5章　日本の医療の未来を考える

21世紀医療フォーラム

医療は、基礎医学研究、そしてその発展としての臨床研究にもとづいて、一般の人のもとに届くようになる。医療というのは、当然のことながら、医学の応用であるという側面と同時に、社会保障の一環であるという側面があり、医療と医学は単純に結びつくわけではない。どういう意味かというと、医学的な大きな成果があり、医療に応用されるとしても、それを支える社会インフラがないと、一般の人の手に届く医療として還元できない。

日本国憲法は、国民が健康に生きる権利を保障しているが、これは実際には極めて難しい課題である。幸い、日本には国民皆保険制度——国民健康保険制度——があり、このしくみは、世界的に見ても非常に優れた社会保障制度である。

しかし一方で、国民皆保険制度は事実上破綻している。本来は、保険としての相互扶助として集めたお金で国民の健康を守るという趣旨であったが、実際には一般会計からの税金の繰り入れによって、現在、制度が維持されている状態である。

今日、この国民皆保険制度をどのように立て直していくのかということが、日本の医療制度の中心的な課題になっている。私は「21世紀医療フォーラム」という任意団体の代表として、一〇年にわたりこの問題を考えてきた。本章はそこでの議論をふまえたうえで論じるものである。なお、21世紀医療フォーラムについては巻末で、事務局長の阪田英也氏に設立の経緯と活動の趣旨を紹介していただいている。参照されたい。

国民皆保険制度の維持に向けて

さて、日本の医療制度の特色としては第一に、国民全員が健康保険に加入することが義務づけられていることである。しかも、保険料は原則収入に応じて払う、まさに社会保障的、相互扶助的な精神でつくられている。

また、健康保険に加入している人は、どこの病院で受診してもいい、いわゆるフリーアクセスである。これも、世界的に見て、非常に特色のある制度である。ちなみにヨーロッパ諸国では、公的な保険制度のなかでは、それぞれの人が最初にかかる医療機関は、原則指定されており、そこでまず診断してもらい、次により高度の医療機関にかかる必要がある場合は、その手続きを医師の側から指示してくれる制度となっている。

さらに、診療報酬の点から見ると、いわゆる中医協——国、保険者、患者団体、医療・製薬企業の代表からなる中央社会保険医療協議会――によって、診療報酬の点数を決める、いわゆる公定価格制となっている。保険収載薬の薬価もここで決められ、出来高払いである。しかし高度の医療が次々に保険でカバーされるようになっている。

この三つが大きな特色であるが、それぞれに利点と問題点とがある。

まず、欧米の保険制度と比較しながら簡単に述べると、例えば米国では、オバマケアにより一定の基本的医療を受けられる保険制度のしくみができたが、大部分の人は、私的な保険会社の医療保険に加入するかたちで、その保険会社がリストアップした医療機関にかかるという制度である。フリーアクセスというような状況ではほとんどないこと、また、その保険料は一般にかなりの高額である。つまり公的でなく私的な保険が中心である。

一方、ヨーロッパは公営の保険であるが、フリーアクセスということは、一般的にはない。基本的に公的保険では標準医療をカバーし、高度の医療は私的保険で保証してもらう。

日本の医療保険制度は、極めて便利で、患者にとっては良い制度であるが、患者は様々な医療機関を、いわゆるハシゴ診療というかたちで繰り返し受診もできる。そして、大学病院などの大規模病院に患者が集中し、診療時間が十分にとれないなどの大きな問題を引き起こしている。

また、出来高払いは、それぞれの病気に対する定額制に比して、過剰診療・過剰医療の温床になる危険性がある。定額制の場合は、例えば糖尿病患者に医療提供者側は最も効率の良い医療行為を行うことによって収入があげられるが、逆に出来高払いでは、非効率な診療によってむしろ収入があがるという矛盾がある。

医療をめぐる環境変化と課題

日本の国民皆保険制度にとって大きな問題は、いわゆる少子高齢化などの人口構成の変化、それに伴う疾病構造の変化、さらに医療の進歩・高度化によって、医療費が年々増加していることである。今後も高齢化が進むなかで、医療費のさらなる増加は避けられない。

日本の医療保険制度は、賦課方式といわれる世代間の所得移転となっている。つまり、高齢者の医療費を支えるのは、若い現役世代である。その理由は一人の一生の医療費は死ぬ前の三〜五年で五〇％以上になるからである。今日のような、人口全体の高齢化が進むことによって、国民皆保険制度の持続可能性は、疑問視されている状況である。

国民皆保険制度という理想的な制度を、いかにして持続可能にするかということが国民的課題である。そのためには、当然のことながら医療費の抑制が図られる。これは、前に述べた診療報酬の改定によって、医療費を抑制するという方向で行われている。しかし、この結果、医療供給側では病院経営の悪化、医師不足という問題が、ますます大きくなり、また医療を受ける患者側では、平等にアクセスでき、誰でもスタンダード医療が受けられるということが難しくなっているという問題が生じている。

当然、医療供給側の課題としては、いかに病院経営を効率化していくか、また医師の適正配置をどうしていくのか、無駄な医療を削減すべきであるということが叫ばれており、それに向けた様々な提言が行われている。

また、患者側の問題としては、いわゆるモラル・ハザード的な、風邪のようなことでも大学病院に駆け込むといった問題を是正しなければならないし、次々に病院に行って薬をもらってくる重複受診の問題を、何らかのかたちで改善する必要があるということがいわれている。

われわれの国民皆保険制度は誇るべき制度である。これを維持するために、国民全体として新しいコンセンサスをつくり、超高齢社会に見合った日本モデルの保険制度に向けて、国民合意のもとでの改革が必要であると考えており、「21世紀医療フォーラム」での議論から改革案を提示している。

その第一点として、治療法や医薬品、医療機器、検査などの再評価が必要であると考える。

限られた医療財源をどのように分配するかを考えると、やはり現在、保険診療として認めているもののなかにも無駄がないのか、必ずしも効果がないものを保険でカバーしていることはないのか、といった観点で見直すということである。そのうえで、個人的意見としては、いわゆる混合診療によってベースラインは公的保険でカバーし、それ以上の医療については私費（私的保険）で支払うという組合わせ方式をとることが望ましいのではないかと考える。主眼は、すべての人がスタンダードの医療について公的保険でカバーされることである。

次に大きな問題は、地域の医療体制の再構築である。七五歳以上の高齢者の医療は重点政策のひとつとされており、患者の総合機能評価、在宅医療の充実、退院支援と医療・介護の連携、そして終末期医療の支援体制、などを推進していくこととされている。これにより、高齢者医療を地域医療で支えるという、新しい高齢者医療の日本モデルを確立できるのではないか。

三番目に、医療提供・受診システムの改革を行う必要がある。既に、紹介状をもたないで大病院を受診する場合には、一定額の負担をしてもらうようになってきた。この趣旨は、まず最初に地域の診療所で、専門医療機関の受診が必要かどうかを見極め、そのうえで、患者の処置を助言するということを奨励しているからである。

このことは、医師の適正な配置という問題とも密接に関連している。既にマスコミなどで報道されているように、医師が大都市に偏在し、病院医師が過重労働で、開業医が比較的自由な時間をもち、そして地域の基幹病院での医師不在／不足といったいびつな医療提供体制の指摘があるが、都道府県レベルでの一体的な医療供給の適正配置ということを考えていくことで、高齢者の医療を守る必要がある。

医師不足は本当か

国は、医師不足を解消するために、全国医学部の定員を少しずつ増やしてきた。過去二〇年くらいでみると約一・五倍の大幅な定員増が図られてきている。しかし、現状でもなお、医師は不足しているのか、過剰なのかについては、意見が分かれている。ある意味では両方が正しいのかもしれない。

例えば、東京のような大都市では、人口比の医師の数は、既に多すぎるレベルに達しているかもしれない。しかし、地方の中核的な県でも、例えば静岡県は人口三六五万人であるが、人口あたりの医師は少ない。しかも、県内でも東部の伊豆半島周辺における医師の不足が目立っている。住む場所のみならず、診療科によっても、産婦人科や外科の医師は不足しており、眼科や皮膚科、麻酔科の医師は十分であるといった議論もある。つまり、医師の地域と診療科それぞれにおける偏在が、最も大きな問題ではないかと考えている。

さらに、いわゆる個人診療所で開業した医師と、病院に勤務する医師とのバランスの問題もある。一般的に多くの公立病院では、医師不足に悩んでいる。

この問題を、いかにして解決すべきかについては、実はかなり根源的な考え方の違いによって議論が分かれている。私の見方では、日本医師会では医師の職業選択の自由という考えにもとづいて、どこの地域において診療を行うか、どの科を選ぶか、どの形態の診療を行うか、すなわち開業か病院勤務かは、個人の自由だという考えが根強い。私は、そのような自由は、公的な保険医として行う診療に関しては、必ずしも一〇〇％保証される必要はないと考えている。医療行為には、保険診療によらない、いわゆる自由診療も成り立ち、実際に保険を取り扱わない医師も存在する。しかし、国民皆保険制度のなかにおける診療は、社会保障制度の一環として、いわば国民の委託を受けて行うものであり、その制度がきちんと機能するための制約は、必然的にあると考える。

まず、職業選択の自由の考えではなく、診療科の選択は、日本の国における内科・外科・皮膚科・眼科といった専門分野の医師が、全体でどれだけ必要かという大枠を決め、それに基づく定員を決定し、人口に応じて地域に割り当てることで偏在を小さくすることが重要である。

次に地域、大部分の場合は県単位であろうが、医療圏という考え方もあり、地域ごとに必要な医師の総数と診療科の数を割り当てる必要がある。これは、保険医という資格を得るためには、一定の制限を受けるという考えである。

一方で、このような考え方を押し付けられる医師の立場から考えなければならないことは、最初に勤務した地域から一生動けないのかといった疑問に対して、その医師を教育して立派な医者に育てるという目的にそって、すなわち医師のキャリアパスや生涯教育を、勤務地・診療科の割り当てに埋め込んだかたちで考えていかなければならない。これを実現するためには、それぞれの地域における大学などの医育機関、地方行政、都道府県医師会とのあいだでの十分な合意形成のもとに、医師の配置計画を立てる必要がある。

私は、21世紀医療フォーラムにおける討議のなかで、二〇一六年に、このような職能集団である医師の団体が、自らの力で、いわゆる国民皆保険制度を支える責任をもつ医師団体として、新しい職能団体、例えばメディカル・アソシエーションというものをつくるのがよいのではないかという提案を行った。

これは、例えば日本弁護士連合会のような組織を念頭に置いたものである。日本弁護士連合会は除名権をもち、日本弁護士連合会から除名された人は弁護士として開業できないことになっている。メディカル・アソシエーションの立場は、保険診療を行う人はこの組織のなかで一定の規制を自らに課す職能集団として、地域、診療科、並びに診療形態の選択の自由を自ら規制する。そうした団体を立ち上げることが望ましいと、提言した。

実際、日本医師会にこの考えを提案し、二〇一七年三月には、日本医師会のなかに設けられた「医師の団体の在り方検討委員会」を、私が委員長を務めて開催し、そういう方向を含めた提言がまとめられた。

終末期医療と死生観

高齢化社会においては、人は皆、必ず死ぬということを自覚し、いかに生きるかということと同程度に、いかに死ぬかが重要な問題であるということを認識しなければならない。これは、医学・医療の問題ではなく、社会全体の問題である。

本来、人は生まれ、いつかは死ぬということは、当たり前のことであるが、個人個人がそのことを自覚して、それに対する心構えがあるかというと、実際のところは意外とまともに考えている人は少ない。今日、かなりの人が一〇〇歳まで生きるという時代にあって、その時をいかに迎えるかということを、国民一人ひとりが前もって考えておく必要がある。

このことは、実は終末期医療の問題と非常に関わっている。高齢者の医療費が増大しており、生涯の医療費(人が一生のあいだにつかう医療費)という側面で見ると、大まかにいって七〇歳未満で半分、七〇歳を超えて半分という具合である。七〇歳のあと何歳まで生きるか、あるいはそれ以下で寿命を迎えるかは別にして、一般的に人生の最後の頃に最も医療費をつかうということになっている。

この一つの原因として、終末期の段階で療養型病院などにおいては、本人が自分自身の死をどのように迎えるかを準備していない状態で、場合によっては単に呼吸をしているだけ、あるいは呼吸をさせられているだけという状況が少なくなく、当然、本人が幸せとは思えない段階で終末期を迎えることになる。

この問題は、国などが上から押し付けることではなく、国民一人ひとりが、命に限りあることを理解し、元気なうちから自分の死を考えることが望ましい。また、終末期医療に関して、自己決定権を保障するような法的な保証をする必要がある。

具体的に医師にとって大きな問題は、たとえ患者本人が人工呼吸器は要らないと言ったとしても、人工呼吸器を用いなかったことに対してあとで親族から、医師は殺人罪で訴えられる危険性があることである。そのようなことがないように、一人ひとりが自分の意思、いわゆるリビング・ウィルを表明し、それが法的に保障されるというしくみが必要ではないか。ただ、これはむしろ若い人にそういう死生観を教育することから、本来始めるべきであろう。残念ながら、今日の初等・中等教育では、死ということは、むしろタブーのようにされ、死の意味を正確に教え、そういうことを考える機会を与えられていない。こういった状況は、かえって安易に自殺を選ぶ機会が多くなったりするのではないかと危惧しているところである。

死を考えるということは、命の大切さを考えるということでもあり、それによって病気、治療、医療、老化、終末期、看取りといったことが意味をもって、個人のなかでつながりをもつ。そういうことなしに、いきなり何かの大病で生死の境をさまようという状況を迎えるのではなく、それぞれが健康の意味を考え、また高齢者もいつかは死ぬということを十分に理解でき、周囲の家族も、安らかな死、幸せな死の意味を考える文化が、日本にはまだ十分に定着していないのではないかと思われる。

具体的に、例えば終末期の自己決定権の法制化については、フランスのレオネッティ法(二〇〇五年)、オーストラリアの終末期患者の権利法(一九九五年)などに拠っている。日本においても一時期、議員立法などでこの法制化が議論されたが、十分な議論の深まりを欠いている。リビング・ウィルの表明は、基本的には自分の意思で、延命治療はしてほしいのか、ほしくないのかをはっきりと表明しておくということであり、それによって多くの問題を解決できる。また、本人の終末期のあり方についても、今日、医師や看護師だけではなく、宗教家などの積極的な取り組みがもっと必要ではないかと思われる。

残念ながら多くの場合、現状では、ある意味で無用であるかもしれない医療が行われ、そのことによって患者自身が、より苦しむという状況を生んでいる。

治療から予防へ

これまで述べてきたように、医療費、とりわけ高齢者医療費が著しく増大するなかで、われわれ医療に関わる者としても、また国民としても、最も重要なことは、なるべく病気にならないことである。このことに異論は少ないであろう。別の言葉で言うならば、医療は治療から予防へと、むしろ重心を移すべきであろうと考えている。

日本は、世界でも有数の国民の健康管理システムをもっている。母子手帳に始まり、小・中の児童・生徒の健康診断、また職場における定期健診等々、個人の健康データを盛んに集めている。

ところが、このデータは集められただけで、ほとんど死蔵されたままである。本来、個人のこれまでの病歴や健康状態は、一人ひとりのデータベースとして本人に渡し、そしてその本人は、そのデータと突き合わせながら健康管理を行い、病気になった時には、そのデータを見ながら、医師はその健康を取り戻すための助言ができることが望ましい。

このような、人の一生の健康状態を追跡する、いわゆるライフコースデータというものを集めることは、それほど難しいことではない。今日のビッグデータ解析法によれば、十分に可能なしくみである。厚生労働省としては、ぜひこの個人の生涯健康データの作成に取り組んでほしいものである。

もう一つの予防に向けた医療・医学の重要な研究としては、ゲノムコホート研究がある。今日、遺伝子解析の手法が急速に進展したために、一人ひとりのDNA情報から、その人の遺伝的な背景、病気のかかりやすさ等々をデータとして分析することは、可能である。しかしまだ、生命科学自体における情報不足から、すべての人の健康状態を予知することは不可能である。また、ほとんどの病気は、環境要因との複合によって生じる。したがって、どのような遺伝的な素因が、実際にどのような病気の発症とつながりやすいのか、どのような環境でそのような病気が起こりやすいのかといったデータは、極めて少ない。

日本では現在、数万人規模の健常人の集団に登録してもらい、その人たちの遺伝情報・健康情報を三年、もしくは五年ごとに追跡しながら、一〇年、二〇年とフォローアップして、そのなかで個人個人の食べ物や環境と遺伝素因との総和により、どのような病気が起こるかということを、根気強く見ていくという研究手法が導入されている。具体的に言うと、福岡県の久山町、滋賀県の長浜市、仙台市を中心とした東北メディカル・メガバンク機構や岩手医科大学を中心としたゲノムコホートなどが運営されている。

このような研究によって、将来的には日本各地の地域差、ならびに個人の遺伝情報をふまえつつ、一定の病気の予測と、それを避ける予防法とが生み出されてくるものと期待している。このような研究は、日本だけでなく、英国や北欧でも展開されているが、いずれも長期間にわたり、地域の住民と医学者との信頼関係にもとづいた根気強い取り組みによる。地域住民をまとめる行政との協力など、大きな課題はあるが、その成果は計り知れない。

こうした研究の意味は、従来の医学は病気になってからその原因を調べていたものが、未来を見通して人々の健康を追究することにある。

遺伝子から始まり、その人たちの健康状態のデータを集めていくことにより、いわゆる「ヒトの生命科学」という新しい学問領域の発展にもつながる。これまで、生命科学の発展は、多くの場合が動物モデルをつかって明らかになったことを、ヒトで確認するというかたちで展開してきたが、ゲノムコホート研究の発展によって、初めて多様な個体の遺伝子の違いによって、どのような健康の違いが生じるか、そしてそれぞれの環境との相互作用によって、どのようなことが起こるのかということが明らかになる。

マウスを用いる研究は、従来から個体差の影響を避けるために、いわゆる純系マウスをつかって行われてきたが、その成績とヒトとのあいだでは、常に大きな乖離がある。個体差の大きさが、医学の難しさの大きな要因であることを、われわれは改めて知ることになる。

さて、このような研究とデータベースを駆使した、究極の予防法としては、一人ひとりが自分の遺伝子情報を知り、それにもとづいた生涯健康プランを立てるということになる。例えば、自分はかなりの確率で糖尿病になりやすいという人は、当然、そのことを念頭に置きながら、親は子どもの食事の管理を行い、成人すれば自らでそれを避けることによって、より健康な生活を送ることができるようになるであろう。

こうした情報を用いて、将来的にその人の個人カードには、その人の健康情報がすべてチップに入っており、医療機関を訪問した時には、その情報を医師はすべて把握したうえで治療方針と健康生活のアドバイスをすることになるという状況が予想される。

こうして、国民一人ひとりが、病気になってから医療機関に駆け込むのではなく、自分の健康プランに従い、逆に医師のアドバイスを受けながら、健康に一生を終えることになれば、医療費の増大なしに健康長寿が実現するのではないかと期待している。

参考文献

第3章1節

Frans de Waal: *Primates and Philosophers: How Morality Evolved*, Princeton University Press (2006)

T. Dobzhansky: *Am. Biol. Teach.*, 35, 125-129 (1973)

井村裕夫『人はなぜ病気になるのか——進化医学の視点』岩波書店（二〇〇〇）

本庶佑「幸福感に関する生物学的随想」『比較幸福学』中川久定編、国際高等研究所報告書（一九九九）

第3章2節

E. Pennisi: *Science*, 316, 1113 (2007)

J. Monod: *Chance and Necessity: An Essay on the Natural Philosophy of Modern Biology*, Alfred Knopf (1971)、渡辺格・村上光彦訳『偶然と必然——現代生物学の思想的問いかけ』みすず書房（一九七二）

宮田隆『眼が語る生物の進化』岩波科学ライブラリー37（一九九六）

第3章4節

K. Okita *et al.*: *Nature*, 448, 313-317 (2007); K. Takahashi *et al.*: *Cell*, doi: 10.1016/j.cell.2007.11.019

山中伸弥・高橋和利『科学』第七六巻、一一七七〜一一七九頁（二〇〇六）

第3章5節

岡崎一美ほか『学術月報』第五六巻、一〇七五〜一〇七九頁（二〇〇三）

F. W. Alt & T. Honjo eds.: *AID for Immunoglobulin Diversity*, Advances in Immunology Vol. 94, Academic Press (2007)
丸澤宏之ほか『実験医学』二〇〇七年八月号、一八四一～一八四四頁
第3章6節
天皇陛下基調御講演「リンネと日本の分類学」『日本学士院紀要』第六二巻、一三一～一四〇頁(二〇〇七)
K. Kurokawa *et al.*: *DNA research*, 14, 169-181 (2007)
N. Goldenfeld & C. Woese: *Nature*, 445, 369 (2007)
第3章7節
A. Taguchi *et al.*: *Science*, 317, 369-372 (2007)
井村裕夫『人はなぜ病気になるのか――進化医学の視点』岩波書店(二〇〇〇)
第3章9節
D. A. Treffert & G. L. Wallace: *Scientific American*, 286(6), 76-85 (2002)
外山敬介・甘利俊一・篠本滋編、日本神経回路学会監修『脳科学のテーブル』京都大学学術出版会(二〇〇八)

ノーベル生理学医学賞受賞晩餐会スピーチ

本庶　佑

国王・王妃両陛下、王室の方々、各界の権威の皆様、受賞者の皆様、ご列席の皆様
ジム・アリソン教授と私自身を代表して、カロリンスカ研究所ノーベル賞選考委員会とノーベル財団に心よりお礼申し上げます。
がんは過去半世紀にわたって死因の第一位でした。この傾向は、平均寿命が延びるにつれてますます悪化しています。がん免疫治療の概念は、理論的には六〇年以上前にオーストラリアのノーベル賞受賞者フランク・マクファーレン・バーネット博士によって提唱され、それ以来多くの人びとが実現しようとしましたが、成功しませんでした。その原因はおそらく、免疫システムのアクセルをさらに推し進めようとしたからです。
ジムと私はそれぞれ、二つの主な負の制御因子であるCTLA4とPD-1を阻害することによって免疫システムが再活性化し、それによって相当数のがん患者を治癒できることを発見

しました。幸いなことに、マウスモデルにおける私たちの実験は人間にも適用することができました。その結果、ジムと私は、私たちの治療法によって命を救われたと話すがん患者さんに会うなど、本当に報われたと思えるような機会をたくさん経験しました。

がん免疫治療が可能なのは、私たちの身体がもつ「獲得免疫」と呼ばれる高度に洗練された免疫システムのおかげです。この獲得免疫は、腫瘍細胞の小さな変化をも捉えることができるからです。

私たちはどのようにして、遺伝子の再構成を行う、このような洗練された免疫認識メカニズムを進化させることができたのでしょうか？　遺伝子を再構成するメカニズムは、おそらくは五億年ほど前、脊椎動物が誕生した時に、偶然進化したに違いありません。その後、伝染病を乗り越える優位性を獲得するための自然淘汰を通じて、連綿と受け継がれてきたことは間違いないのです。そのような変異と淘汰が起こるチャンスが信じられないほど低いことを考えると、私たち人類はじつに幸運なのです。

ジムと私は、私たちの発見の臨床応用が緒に就いたばかりであることを知っています。現在のところ、私たちの免疫治療の効果が見られたのは、がん患者のうちわずか二〇～三〇％にすぎないのですから。アンディ・コグランとダン・チェン両氏は、私たちの発見は、ガンにおけるペニシリンに等しいと評してくれました。ペニシリンは、医療に革命をもたらしたあらゆる抗生物質の祖であり、それまでの致死性の伝染病のほとんどを過去の歴史へと追いやりました。私たちは、がん免疫治療を改善しようとするわれわれの取り組みに、ますます多くの科学者たちが参加してくれることを期待します。この治療法が至るところへ届き、地球上のあらゆる人々が、この進化の贈り物から恩恵を受け、健康な人生を送れるようになることを心から願っています。

ジムと私は、このような科学の分野における最高の栄誉に浴したことに感謝申し上げます。私たちの研究を支援してくださった素晴らしい研究機関の皆様、献身的で有能な共同研究者の皆様——皆さん無しにはこのような業績を挙げることは不可能でした——、そして最後に、本賞を創設した賢明なるアルフレッド・ノーベル氏、素晴らしいノーベル賞週間を開催してくださったスウェーデン国民の皆様への限りない感謝の気持ちとともに、この栄誉をお受けいたします。

ご清聴ありがとうございました。

本稿は、二〇一八年一二月一〇日、ストックホルムで行われたノーベル賞授賞式後の晩餐会でのスピーチを翻訳したものです（編集部）。

おわりに

本書は、私が以前執筆した二冊の著書を母体としている。ひとつは『いのちとは何か——幸福・ゲノム・病』(岩波書店、二〇〇九年)、もうひとつは『PD-1抗体でがんは治る——新薬ニボルマブの誕生』(岩波書店、二〇一六年。電子書籍版のみでの刊行)である。本書では『いのちとは何か』の中の第I部を第3章に収録し、『PD-1抗体でがんは治る』の全編を第2章に収録し、加筆修正した。他の第1章、第4章、第5章は、本書のために新たに書き下ろしたものである。

本書は、たくさんの方々のご協力をもとに出来た本である。

まず、21世紀医療フォーラム事務局長の阪田英也氏には、第4章と第5章の原稿を読んでもらい、御意見を頂戴した。私は同フォーラムの代表世話人統括を務めており、この二つの章は、同フォーラムのメンバー各位との一〇年にわたる活動の成果をもとに執筆したものである。残念ながら、限られた紙数のためお名前を挙げることができないが、この場を借りて、メンバーの皆様にあらためて感謝の意を表したい。

岩波書店「科学」編集部の田中太郎氏には、前著二冊と同様、本書でもお付き合いいただいた。本書がこうして形になったのは、田中氏の細やかなリードのおかげであると思っている。刊行の実務を担当していただいた岩波新書編集部の永沼浩一氏ともども御礼を申し上げたい。なお、巻末に付したノーベル賞受賞晩餐会スピーチは、ノーベル財団のお許しを得て掲載したものである。スピーチは英語で行ったが、本書に収録するにあたり、京都大学国際広報室の今羽右左デイヴィッド甫氏に日本語への翻訳をお願いした。

また、原稿の校正を和久(仲島)由佳研究員(京都大学大学院医学研究科 免疫ゲノム医学)に全面的に担っていただいたことに深甚なる謝意を述べたい。

本書に記した私たちの研究は、国内外、多くの機関からの長期にわたる支援をもとに行われてきたものである。共同研究者の方々をはじめ、本庶研究室AIDプロジェクトおよびPD-1プロジェクトの諸兄姉、研究室のOB、OG、秘書など、およそ六〇〇名にも及ぶ多くの方たちの協力なくしてはなし得なかっただろう。ここに深く御礼を申し上げる。

二〇一九年四月

本庶　佑

21世紀医療フォーラムについて

21世紀医療フォーラム事務局長　阪田英也

二〇〇九年一月に、日本の医療問題の解決を目指す組織としてスタートした21世紀医療フォーラムは、二〇一九年一月、創立一〇周年を迎えました。

現在、同フォーラムは医療改革の提言組織、そして医療政策のシンクタンクとして、医療・ヘルスケア分野における深い知見とネットワークを基に、専門調査、コンサルティング、出版、セミナー・シンポジウムの開催等のソリューションを提供する組織として発展しています。

医学雑誌・日経メディカルの記者、編集委員としてほぼ三〇年を過ごし、その間の三年、日経ビジネスの編集部長を経験した私は、21世紀医療フォーラム設立の前年二〇〇八年頃、日本の医療が産業界から孤立し全くビジネス化されていないこと、医療マネジメントに産業界が参入どころか意見具申さえ出来ない現状に大きな疑念を抱いていました。

そこで、日経メディカルの取材で出会った医療界重鎮の方々、日経ビジネスで記事を書かせていただいた産業界のトップにお声掛けし、医療者と経営者が日本の医療問題をテーマに意見交換する場の設定を思いつき、その設立にチャレンジしました。

本庶先生との出会いも二〇〇八年の秋。当時、京都医療センター院長であった藤井信吾先生のご紹介でお目にかかり、「とにかくトライしてみるか」とご快諾いただいたことを覚えています。幸いにも当時、野村證券COOでいらした柴田拓美さん、当時、ノバルティスファーマ社長であった三谷宏幸さんをはじめとした財界の支援をいただき、また官界からも元厚生省事務次官の幸田正孝さん、元厚労省事務次官の辻哲夫さん、元厚労省医政局長の伊藤雅治さんらにご参加いただき、二〇〇九年一月に第一回代表世話人会を開催することができました。

それから一〇年、この間の歩みにつきましては、別表をご覧いただきたいと思いますが、同フォーラム活動の中での大きな足跡としては、二〇一一年から四年間にわたり〝超高齢社会におけるこの国のあり方を考える〟をテーマとして開催した「ASIAN AGING SUMMIT」、そして二〇一三年に策定し発表、首相官邸にて本庶先生から菅官房長官にお手渡しした「21世紀医療フォーラム　医療政策提言2013」が挙げられます。

今後も21世紀医療フォーラムは、活発な議論を通じ、医療界と産業界、官界、そして政界をも繋ぎ、日本の抱える医療問題の解決に向けて積極的な政策提言と情報発信を続けていきます。

（さかたひでや　日経BP総研メディカル・ヘルスラボ　シニアオフィサー　主席研究員）

21世紀医療フォーラムのおもな活動内容

2009年　21世紀医療フォーラム設立.

2010年　平成22年度科学技術研究委託「医療情報の集約化とネットワーク化による臨床研究の加速に関する調査研究」受託.

2011年　「千葉県・地域医療の再生に向けた地域住民と医療関係者・行政の協働推進事業」(広報等)受託(～14年).「うつ病リワーク推進協議会」設置(～13年).「AGING FORUM 2011」開催.

2012年　「ASIAN AGING SUMMIT 2012」開催.「21世紀医療フォーラム 医療政策提言2012」発表.

2013年　「ASIAN AGING SUMMIT 2013」開催.「21世紀医療フォーラム 医療政策提言2013」発表.「京都大学臨床研究中核病院構想シンポジウム」開催.「第29回　日本医学会総会2015関西」広報事業受注.「メンタルヘルス・シンポジウム2013東京」開催. 緊急シンポジウム「成長戦略下の臨床研究における産学連携のあり方～医師と製薬企業の協働体制を考える～」開催. 千葉県地域医療再生広報事業「最期まで自分らしく生きる」地域別公開講座&シンポジウム(～15年).「21世紀医療フォーラム 医療政策提言2013」の菅官房長官への提出.

2014年　「第29回　日本医学会総会2015関西」広報事業.「ASIAN AGING SUMMIT 2014」開催. 臨床医のためのうつ病プロフェッショナル・セミナー.「医療ビッグデータ・コンソーシアム」設立.

2015年　「メンタルヘルス・シンポジウム2015」.「第29回　日本医学会総会2015関西」広報事業. 医療ビッグデータ・コンソーシアム会議(1月～12月). 同コンソの研究部会を「ヘルスケア」「ライフサイエンス」「予防医療・健康情報」の3部会に分け, 1年間42回の討議を展開.「医療ビッグデータ・コンソーシアム政策提言2015」記者発表. 同コンソ政策提言を, 菅官房長官ほか総務省, 厚労省, 文科省の事務次官に提出.「こ

れからの心臓病医療を考える会」(21世紀医療フォーラム研究部会)設立.「これからの介護を考える会」(21世紀医療フォーラム研究部会)設立.

2016年　うつ病リワーク推進協議会「プロフェッショナルセミナー」開催.「医療ビッグデータ・コンソーシアム」会議(1月〜12月).同コンソの研究部会として「ヘルスケア」「ライフサイエンス」「予防医療・健康情報」の3部会および「医療情報分科会」を設置,提言策定討議を含め1年間38回の討議を展開.討議内容を,2017年2月,「医療ビッグデータ・コンソーシアム政策提言2016〜医療ビッグデータの抱える3つの課題とその解決に向けて」として取りまとめる.

2017年　「医療ビッグデータ・コンソーシアム政策提言2016」記者発表.首相官邸にて安倍首相に同コンソ政策提言を提出.同コンソ政策提言を,総務省,厚労省,文科省の事務次官に提出.「医療ビッグデータ・コンソーシアム」会議(1月〜12月).「日本医師会　医師の団体の在り方検討委員会」(委員長:本庶佑氏)が提言の取りまとめおよび発表を行う.「これからの心臓病医療を考える会」主催,第1回一般向け心不全セミナー「40〜50歳代の心臓ケアが健康寿命を決める」開催.

2018年　「これからの心臓病医療を考える会」主催,プロフェッショナルセミナー「プライマリケア医のための心不全の診断の実際」開催.「医療ビッグデータ・コンソーシアム　政策提言2017」記者発表.「医療ビッグデータ・コンソーシアム」会議(1月〜12月).「これからの心臓病医療を考える会」主催,第2回一般向け心不全セミナー「心不全は4回予防できる」開催.21世紀医療フォーラム代表世話人統括・本庶佑氏がノーベル生理学医学賞を受賞.

本庶 佑

1942年生まれ．京都大学医学部卒業，同大学院医学研究科博士課程修了，カーネギー研究所招聘研究員，アメリカ国立衛生研究所客員研究員，東京大学医学部助手，大阪大学医学部教授，京都大学医学部教授などをへて

現在―京都大学高等研究院副院長・特別教授

専攻―分子免疫学

著書―『ゲノムが語る生命像――現代人のための最新・生命科学入門』(講談社ブルーバックス)，『免疫と血液の科学』(岩波講座 現代医学の基礎8，共編，岩波書店)，『生命体のまもり方』(岩波講座 分子生物科学11，編集，岩波書店)ほか

2018年ノーベル生理学医学賞受賞

がん免疫療法とは何か　　岩波新書(新赤版)1768

2019年4月19日　第1刷発行
2019年8月16日　第2刷発行

著者　本《ほん》庶《じょ》 佑《たすく》

発行者　岡本 厚

発行所　株式会社 岩波書店
〒101-8002 東京都千代田区一ツ橋2-5-5
案内 03-5210-4000　営業部 03-5210-4111
https://www.iwanami.co.jp/

新書編集部 03-5210-4054
http://www.iwanamishinsho.com/

印刷・三秀舎　カバー・半七印刷　製本・牧製本

ISBN 978-4-00-431768-5　　Printed in Japan

岩波新書新赤版一〇〇〇点に際して

ひとつの時代が終わったと言われて久しい。だが、その先にいかなる時代を展望するのか、私たちはその輪郭すら描きえていない。二〇世紀から持ち越した課題の多くは、未だ解決の緒を見つけることのできないままであり、二一世紀が新たに招きよせた問題も少なくない。グローバル資本主義の浸透、憎悪の連鎖、暴力の応酬——世界は混沌として深い不安の只中にある。

現代社会においては変化が常態となり、速さと新しさに絶対的な価値が与えられた。消費社会の深化と情報技術の革命は、種々の境界を無くし、人々の生活やコミュニケーションの様式を根底から変容させてきた。ライフスタイルは多様化し、一面では個人の生き方をそれぞれが選びとる時代が始まっている。同時に、新たな格差が生まれ、様々な次元での亀裂や分断が深まっている。社会や歴史に対する意識が揺らぎ、普遍的な理念に対する根本的な懐疑や、現実を変えることへの無力感がひそかに根を張りつつある。そして生きることに誰もが困難を覚える時代が到来している。

しかし、日常生活のそれぞれの場で、自由と民主主義を獲得し実践することを通じて、私たち自身がそうした閉塞を乗り超え、希望の時代の幕開けを告げてゆくことは不可能ではあるまい。そのために、いま求められていること——それは、個と個の間で開かれた対話を積み重ねながら、人間らしく生きることの条件について一人ひとりが粘り強く思考することではないか。その営みの糧となるものが、教養に外ならないと私たちは考える。歴史とは何か、よく生きるとはいかなることか、世界そして人間はどこへ向かうべきなのか——こうした根源的な問いとの格闘が、文化と知の厚みを作り出し、個人と社会を支える基盤としての教養となった。まさにそのような教養への道案内こそ、岩波新書が創刊以来、追求してきたことである。

岩波新書は、日中戦争下の一九三八年一一月に赤版として創刊された。創刊の辞は、道義の精神に則らない日本の行動を憂慮し、批判的精神と良心的行動の欠如を戒めつつ、現代人の現代的教養を刊行の目的とする、と謳っている。以後、青版、黄版、新赤版と装いを改めながら、合計二五〇〇点余りを世に問うてきた。そして、いままた新赤版が一〇〇〇点を迎えたのを機に、人間の理性と良心への信頼を再確認し、それに裏打ちされた文化を培っていく決意を込めて、新しい装丁のもとに再出発したいと思う。一冊一冊から吹き出す新風が一人でも多くの読者の許に届くこと、そして希望ある時代への想像力を豊かにかき立てることを切に願う。

（二〇〇六年四月）